OHM · TRAPP

Zellulite

Effektive Hilfe für glatte und schöne Haut

eco

Inhalt

Das Anti-Zellulite-Sportprogramm

Hauttraining mit Massagen, Bürsten und Cremes

Mein persönlicher Schönheitsplan

Hilfe durch den Profi

Impressum/Bildnachweis

Zellulite – kein unabwendbares Schicksal

Gehören Sie auch zu den Frauen, die im Winter Shorts und Minirock mit blickdichten Strumpfhosen tragen, im Sommer hingegen lange Hosen oder Röcke bevorzugen? Und sollten Sie bis jetzt geglaubt haben, Sie gehörten zu einer kleinen Minderheit, die unter der Zellulite zu leiden hat, dann haben Sie sich geirrt, denn mindestens ein Drittel aller Frauen über sechzehn Jahren ist heute schon mehr oder weniger von diesem hartnäckigen Übel betroffen. Einige Fachleute sind sogar der Meinung, daß es neunzig Prozent seien.

Schöne Haut ist nur selten ein Geschenk der Natur.

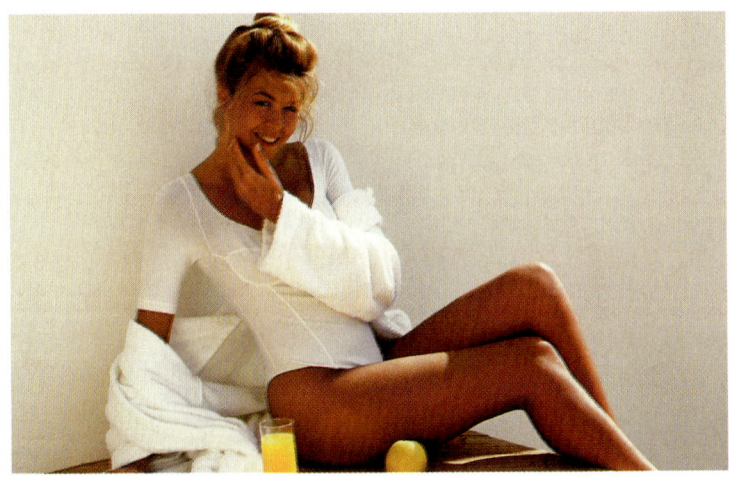

Eine wichtige Rolle bei der Entstehung der Zellulite spielen sicher die weiblichen Hormone. Aber auch Männer werden von der Zellulite nicht verschont, wie Sie später sehen werden. Die Zellulite gehört nämlich mittlerweile zu unserer modernen Gesellschaft wie einstmals der Kropf zu den Alpenbewohnern. Daß es sie jedoch auch bereits in früheren Zeiten gegeben hat, sieht man sehr schön an den Bildern von Peter Paul Rubens.

Die Zellulite ist nicht nur auf Übergewichtige beschränkt, auch wenn sie sich nun mal im Fettgewebe bildet. Nein, selbst die schlankesten und sportlichsten Frauen können von der Zellulite heimgesucht werden. Auch ist sie nicht unbedingt eine Frage des Alters. Die Wahrscheinlichkeit, Zellulite zu bekommen, steigt zwar mit zunehmenden Alter, aber sie ist auch kein unabwendbares Schicksal. Denn im Grunde ist die Zellulite eine Zivilisationskrankheit, die in erster Linie auf unserer Lebensweise und weniger auf Vererbung und Veranlagung beruht. Vielmehr sind als Hauptursachen für die Zellulite Ernährungsfehler, mangelnde Bewegung, aber auch Streß und Mißachtung von körperlichen Bedürfnissen auszumachen.

Die Verantwortung für den Körper übernehmen

Die Zellulite ist eine Folge dauerhaft ungesunder Lebensführung, die bekanntermaßen auch noch zu weiteren Schäden und Erkrankungen führen kann. Mit anderen Worten: Sie haben es also weitestgehend selbst in der Hand, Ihre Lebensweise so umzustellen,

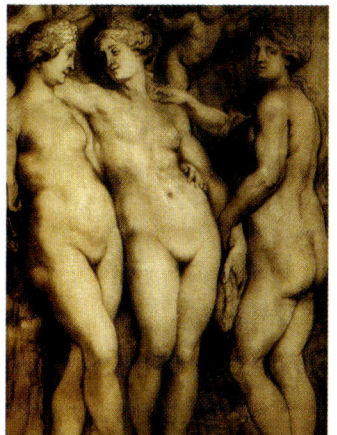

„Die drei Grazien" von Peter Paul Rubens verdeutlichen sehr schön, wie sehr Schönheitsideale vom Zeitgeschmack abhängig sind.

daß die Zellulite bei Ihnen keine Chance hat. Aber auch, wenn Sie bereits unter der Zellulite leiden, können Sie diese wirkungsvoll bekämpfen. Dieses Buch soll Ihnen dabei helfen, alte ungesunde Gewohnheiten loszuwerden und dafür neue, Ihrem Körper wohltuende anzunehmen. Um Ihnen den Einstieg zu erleichtern, haben wir auf den Seiten 80 bis 85 ein zweiwöchiges Kurzprogramm ausgearbeitet. Die Schwerpunkte Ernährung, gezielte Bewegung, Massage und Kosmetik werden in den folgenden Kapiteln ausführlich behandelt. Aber auch verschiedene naturheilkundliche Therapien, wie z.B. Akupressur oder Aromatherapie, sowie ärztliche Maßnahmen stellen wir Ihnen vor.

Was ist Zellulite?

Wenn Sie sich einmal genauer über die biologischen Hintergründe der Zellulite informieren wollen, sind die folgenden Seiten genau richtig. Sollten Sie jedoch der Praxis den Vorzug vor der Theorie geben, können sie direkt auf Seite 20 einsteigen.

Früher nannte man Zellulite auch Orangenhaut oder Zellulitis. Letztere Bezeichnung ist jedoch nicht ganz richtig, da es übersetzt „Entzündung des Zellgewebes" heißen würde. Bei der Zellulite handelt es sich jedoch nicht um eine Entzündung, sondern um einen Stauungszustand und Veränderungen des Bindegewebes in der Unterhaut. Als Folge kommt es darüber hinaus zu einer Mangeldurchblutung und damit verbundenen Veränderungen in den darüberliegenden Hautschichten. Die Zellulite ist ein Syndrom, das heißt, sie entsteht durch die Kombination mehrerer verschiedener Faktoren, die Sie später noch kennenlernen werden. Es kommt hierbei zu einer vermehrten Einlagerung von Wasser in das Bindegewebe der Unterhaut. Werden dieses Wasser und die dort vorhandenen Fettzellen nicht mehr ausreichend von den Bindegewebsfasern „zusammengehalten", bilden sich vor allem an den Körperpartien, die besonders viel Unterhautfettgewebe besitzen unschöne Dellen und Beulen, die an die nicht mehr ganz frische Schale einer Orange erinnern. Bei der Frau sind vor allem Oberschenkel, Po, Bauch und Oberarme betroffen. Beim Mann ist es meist nur der Bauch, denn lediglich etwa ein Prozent der Männer bekommt eine Zellulite an den bei der Frau typischerweise betroffenen Körperregionen. Um die Entstehung der Zellulite genauer zu verstehen, soll zunächst einmal ein Blick auf den Schauplatz des Geschehens geworfen werden, nämlich auf die Haut.

Oberschenkel und Po gehören zu den Problemzonen des weiblichen Körpers, die am häufigsten von Zellulite betroffen sind.

Die Haut

Mit einer Fläche von bis zu zwei Quadratmetern und einem Gewicht bis zu zehn Kilogramm ist die Haut unser größtes Organ. Sie ist unsere Abgrenzung, aber auch Verbindung zur Umwelt und hat dementsprechend eine ganze Reihe von Funktionen:

■ Schutz: Dieser wird insbesondere durch den sauren pH-Wert (ungefähr pH 4,5) der Haut gewährleistet. Der sogenannte Säureschutzmantel hemmt das Wachstum von Keimen auf der Haut. Die Haut schützt den Körper aber auch vor Schlägen und Stößen.

■ Sinnesorgan: Die Haut enthält zahlreiche verschiedene Rezeptoren für Temperatur, Berührung und Schmerz.

■ Regulation von Körpertemperatur und Wasserhaushalt: Durch Verengung oder Erweiterung der Blutgefäße und den Grad der Schweißproduktion werden Temperatur und Wasserausscheidung geregelt.

■ Ausscheidungsorgan: Über die Schweißdrüsen können auch Giftstoffe mit ausgeschieden werden. Zudem sieht man es einem Menschen im wahrsten Sinne des Wortes an, wenn er innerlich mit bestimmten körperlichen oder seelischen Belastungen nicht fertig wird. Der Hautstoffwechsel verändert sich dann so, daß es beispielsweise zu einer Akne, zu Ekzemen oder Pigmentstörungen kommen kann.

■ Bildung des lebenswichtigen Vitamin D unter Einfluß von UV-Licht.

Der Aufbau der Haut
Die Haut wird in drei Schichten unterteilt:

■ Oberhaut (Epidermis)
■ Lederhaut (Korium)
■ Unterhaut (Subcutis)

Die Haut übernimmt viele wichtige Schutzfunktionen für unseren Körper.

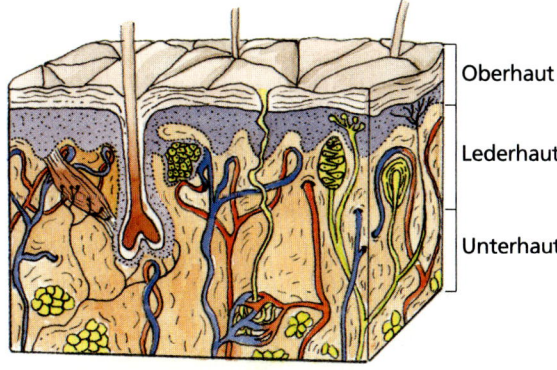

Oberhaut

Lederhaut

Unterhaut

Die Oberhaut (Epidermis), die nochmals in vier bis fünf Schichten, je nach Hautregion, aufgeteilt wird, ist die äußerste Schicht der Haut. Sie enthält keine Blutgefäße, sondern die sogenannten Hornzellen, die das Eiweiß Keratin produzieren. Dieses Keratin bildet zusammen mit den abgestorbenen Hornzellen sowie ebenfalls in der Oberhaut hergestellten öl-ähnlichen Substanzen die Hornschicht, welche die eigentliche Trennschicht des Körpers zur Umwelt darstellt. Aber auch die Bildung von Melanin, dem UV-Schutzpigment, findet in der Oberhaut statt.

Die unter der Oberhaut liegende Lederhaut (Korium) trägt diesen Namen, weil bei den Tieren hieraus das Leder gegerbt wird. Der obere Teil der Lederhaut besteht aus lockerem Bindegewebe mit elastischen Fasern, der untere Teil aus festerem Bindegewebe mit kollagenen und elastischen Fasern. Die Lederhaut gewinnt durch diese Fasern gleichzeitig Elastizität und Stabilität. Sie enthält im Gegensatz zur Oberhaut Blutgefäße (Kapillaren), Haarwurzeln, Nerven, Talgdrüsen, Schweißdrüsengänge sowie bereits etwas Fettgewebe.

Die Unterhaut (Subcutis) bildet die Übergangsschicht zum angrenzenden Muskelgewebe. Sie besteht aus lockerem Bindegewebe einschließlich Fettgewebe und enthält zudem die Schweißdrüsen, Haarbälge, Talgdrüsen und Tastkörperchen. Das Unterhautfettgewebe schützt den Körper vor Stößen und Kälte. Außerdem dient es als Hauptenergiespeicher. Und es ist der Ort, wo sich die Zellulite bildet.

Das Bindegewebe

Maßgeblich beteiligt an der Entstehung der Zellulite ist das Bindegewebe der Unterhaut. Dieses enthält im weiblichen Körper wesentlich mehr Fettgewebe als im männlichen, was vor allem damit zu erklären ist, daß die Frau während einer Schwangerschaft größeren Belastungen der Haut ausgesetzt ist und daß sie in dieser Phase vor Druck und Stoß geschützt werden muß.

Geht man weiterhin davon aus, daß jede Fettzelle gleichzeitig auch noch Wasser bindet und, wie wir später sehen werden, das weiblichen Bindegewebe im Vergleich zum männlichen wesentlich locke-

rer und weniger straff aufgebaut ist, ist es nicht mehr verwunderlich, daß in erster Linie
Frauen unter der Zellulite zu
leiden haben.

Der Aufbau des Bindegewebes

Im Bindegewebe ist der Anteil
der Zellen gegenüber der
Substanz zwischen den Zellen
sehr gering. Die einzelnen
Zellen liegen in der Regel recht
weit auseinander. Bei der Zwi-
schenzellsubstanz unterscheidet man wiederum grob zwischen Grundsubstanz und Bindegewebsfasern. Das Bindegewebe füllt Hohlräume zwischen Organen aus, bildet aber
auch die Sehnen und Bänder.
Man unterscheidet nach
Funktion und Zusammenset-
zung:
- Lockeres Bindegewebe
- Straffes Bindegewebe
- Netzartiges (retikuläres)
  Bindegewebe
- Fettgewebe

Das lockere Bindegewebe
hat in erster Linie die Funktion
eines Stützgerüstes (Stroma),
das den Organen im Körper
ihre Form gibt. Es ist Bestandteil der Unterhaut und füllt
Hohlräume zwischen und in
den Organen. Das lockere
Bindegewebe enthält wenige,
vor allem kollagene Fasern,

ist aber reich an Zellen, z.B.
den Abwehr- und Entzün-
dungszellen. Für den Wasserhaushalt spielt es eine wichtige Rolle, da es in der Lage
ist, sehr viel Wasser zu spei-
chern. Diese Eigenschaft ist
aber leider auch eine der Vor-
aussetzungen für die Zellulite.

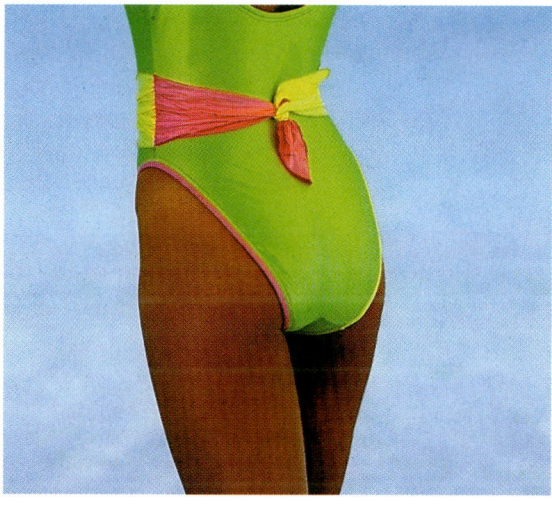

Das straffe Bindegewebe besteht größtenteils aus Kollagenfasern und wird unterteilt
in das geflecht- oder netzartige und das parallel-faserige
Bindegewebe. Letzteres bildet
die Sehnen und Bänder.
Das netzartige (retikuläre)
Bindegewebe ist dem
embryonalen Bindegewebe
noch sehr ähnlich. Es bildet
ein dreidimensionales Netz-
werk aus sternförmigen

Das weibliche Bindegewebe ist nicht vernetzt und deshalb viel lockerer und weniger elastisch als das männliche.

9

Retikulumzellen und anliegenden Gitterfasern (retikuläre Fasern). Das netzartige Bindegewebe hat vor allem die Aufgabe, Gewebstrümmer, Fremdkörper und Mikroorganismen abzubauen. Weitere Funktionen sind Aufnahme und Speicherung von Flüssigkeiten sowie der Auf- und Abbau organischer Stoffe.

Das Fettgewebe ist eine Sonderform des retikulären Bindegewebes. Es besteht aus Fettzellen und Gitterfasern (retikuläre Fasern).

Man unterscheidet zum einen das Speicherfett und zum andern das Baufett. Das Speicherfett oder auch Depotfett ist vor allem im Unterhautbindegewebe zu finden. Es bildet nahezu den gesamten Energievorrat des menschlichen Körpers. Die Speicherung von Fett wird dadurch ermöglicht, daß Fettzellen in der Lage sind, ihr Volumen bis auf das Zehnfache zu vergrößern. Die Zahl der Fettzellen wird wiederum weitestgehend in der Kindheit und Pubertät festgelegt. Frauen haben im Durchschnitt fünf bis sechs Kilogramm mehr Körperfett als Männer. Es dient als Reserve in der Schwangerschaft und Stillzeit. Das sogenannte Baufett hat

die Funktion, die Organe in ihrer Position im Körper zu halten. Dies ist z.B. bei den Augäpfeln oder den Nieren der Fall. Beim Säugling ist das Baufett auch in den niedlichen Pausbacken eingelagert und soll dort verhindern, daß die Wangen beim Saugen einfallen. Das Baufett wird auch bei längeren Hungerkuren erst ganz zuletzt angegriffen.

Bindegewebsfasern
Man unterscheidet hier kollagene, elastische und retikuläre Bindegewebsfasern.

■ Kollagene Fasern: Der Ausdruck kollagen = leimgebend rührt daher, daß kollagene Fasern aus Knochen beim Kochen verquellen und Leim bzw. Gelatine abgeben. Kollagene Fasern haben eine hohe Zugfestigkeit und Elastizität, die durch ihren scherengitterartigen Aufbau erzielt wird. Sie kommen vor allem in den Sehnen, den Faserknorpeln (z.B. im Meniskus), im Kniegelenk und Knochen, aber auch in der Haut vor. Das Kollagen kann bis zu einem Drittel des Gesamtgewichts des Menschen ausmachen. Im Laufe des Lebens werden die Kollagenfasern starrer und unelastischer, was durch Austrocknung und Faltenbildung auf der Haut sichtbar wird. Dieser Prozeß wird durch häufiges Sonnenbaden, aber auch durch Gefäßgifte wie Nikotin und Koffein beschleunigt.

■ Elastische Fasern: Die elastischen Fasern lassen sich im Gegensatz zu den kollagenen Fasern stark dehnen. Nach einer Belastung nehmen sie wie ein Gummiband wieder ihre ursprüngliche Form und Länge an. Elastische Fasern kommen vor allem in stark durch Dehnung beanspruchten Geweben und Organen wie der Haut, der Lunge und den Arterien vor. Die Elastizität der Haut wird zu einem großen Teil von den elastischen Fasern bedingt.

■ Retikuläre Fasern (Gitterfasern): Die retikulären Fasern sind feine Gitterfasern, die überwiegend Biegungselastizität besitzen. Sie sind chemisch mit den kollagenen Fasern verwandt und kommen z.B. im roten Knochenmark und den Lymphorganen vor. Und sie spinnen ein feines Geflecht um Muskelfasern und Fettzellen, so auch im Unterhautfettgewebe.

Wie entsteht Zellulite ?

Grundsätzlich gesehen ist in den Bereichen, wo Zellulite entsteht, das Bindegewebe der Haut nicht mehr in der Lage, das dort eingelagerte Fett und Wasser ausreichend straff zu halten. So kommt es zu dem bekannten welligen und schwammigen Hautbild vor allem an Po, Oberschenkeln, Bauch oder Oberarmen. Voraus geht dieser Bindegewebsschwäche eine Lymphstauung und somit ein verminderter Stoffaustausch in den betroffenen Körperregionen. Durch mehrere verschiedene Faktoren, wie z.B. fehlende

Sonnenbaden schädigt die Haut nachhaltig.

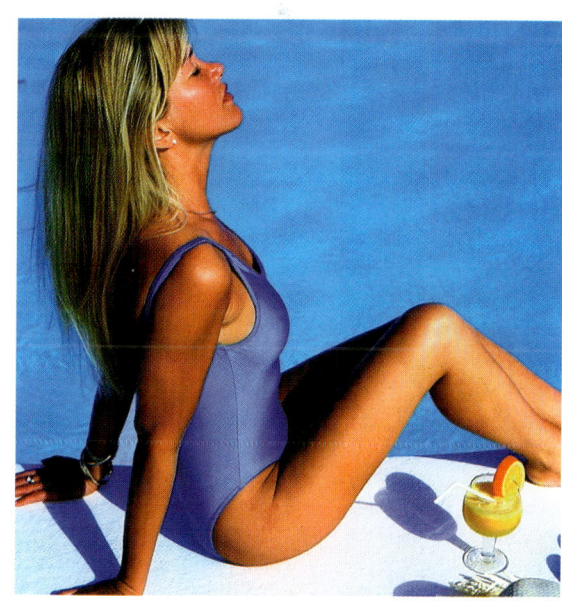

11

Bewegung oder Fetteinlagerung, kommt es zu einer Mangeldurchblutung oder auch zu einem verstärkten Einlagern von Abfallstoffen in den Zellzwischenräumen des Gewebes, die wiederum den Nährstoffaustausch zwischen Zellen und Zellzwischenraum behindern.

Die Ablagerung von Abfallprodukten oder Schadstoffen haben wir größtenteils selbst in der Hand. Sie wird nämlich überwiegend durch eine falsche Ernährung und die Genußgifte Nikotin, Kaffee und Alkohol bedingt.

Nikotin beeinträchtigt die Durchblutung. Die Haut verliert an Spannkraft und wirkt bisweilen grau.

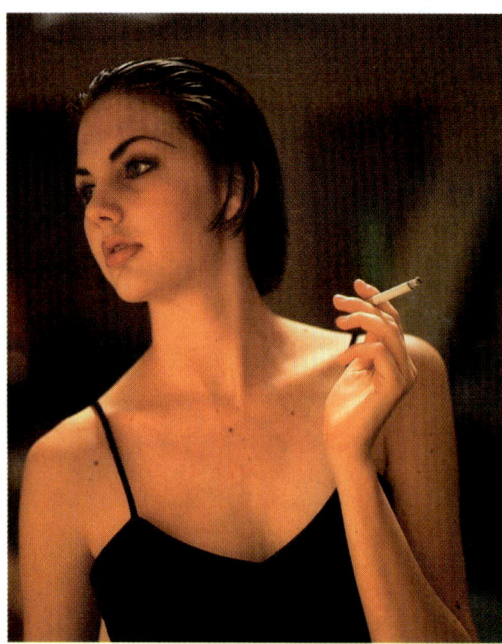

Ein Teufelskreis

Will man der Zellulite vorbeugen, sollte man alles vermeiden, was in irgendeiner Form zu einer Stauung der Lymphflüssigkeit im Unterhautbindegewebe führt. Denn ist diese Stauung erstmal vorhanden, unterhält sie sich quasi von allein und setzt einen Teufelskreis in Gang. Die Lymphstauung bewirkt eine herabgesetzte Stoffwechselaktivität im Gewebe und damit wiederum eine zunehmende Verschlackung. Die Verschlackung behindert den Austausch zwischen Zellen und den Zellzwischenräumen noch mehr, wodurch sich die Lymphe wieder stärker staut und so weiter. Es kommt also darauf an, den Abtransport von Abfallprodukten aus dem Gewebe, d.h. vor allem den sogenannten Lymphfluß in Gang zu halten. In diesem Zusammenhang soll ein kurzer Blick auf das Lymphsystem geworfen werden.

Das Lymphsystem

Das Lymphsystem ist die Grundlage der körpereigenen Immunabwehr und bildet ein eigenes Transportsystem neben dem Blutkreislauf. In diesem Transportsystem,

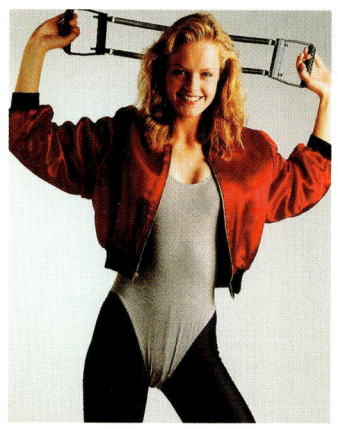

Schlüsselfaktoren bei der Entstehung von Zellulite

Die weiblichen Hormone

Allein die Zugehörigkeit zum weiblichen Geschlecht prädestiniert eine Frau geradezu zur Entwicklung einer Zellulite. Denn das weibliche Hormon Östrogen, das an allen Vorgängen der weiblichen Fortpflanzung beteiligt ist, bewirkt eine verstärkte Fettbildung und Wassereinlagerung hauptsächlich im Hüft- und Oberschenkelbereich. Dies macht sich vor allem in der Phase vor der Regel bemerkbar, in der viele Frauen bis zu zwei Kilogramm an Gewicht zunehmen.

Hinzu kommt, daß das weibliche Bindegewebe wesentlich weicher und elastischer ist als das männliche, da es während einer Schwangerschaft stärkere Ausdehnungen verkraften muß. Die weiblichen Bindegewebsfasern sind weniger fest als die männlichen, haben einen größeren Abstand zueinander und sind nicht so sehr vernetzt. Und nicht nur das Bindegewebe des Mannes ist wesentlich straffer und engmaschiger, die männliche Haut ist auch sehr viel dicker.

Der Lymphfluß wird durch Muskeltätigkeit in Gang gehalten

den Lymphgefäßen, wird Flüssigkeit aus den Zellzwischenräumen mitsamt Abfallprodukten der Zelle sowie körperfremden Stoffen abtransportiert und dem Blutkreislauf wieder zugeführt. Auf dem Weg dorthin wird die Lymphe in den Lymphknoten gefiltert. Der Lymphfluß wird zum größten Teil durch Muskelkontraktion, die Atmung und das Pulsieren der Arterien in Bewegung gehalten. Daher ist auch die körperliche Bewegung ein sehr wichtiger Faktor bei der Bekämpfung der Zellulite. Kommt es also z.B. durch mangelnder Bewegung und vieles Sitzen zu Lymphstauungen, bewirken diese wiederum eine Mangelversorgung auch der Haut, was dann für die Entstehung der Zellulite sehr förderlich ist.

Schlechte Ernährungsgewohnheiten

Um es auf den Punkt zu bringen: Wir ernähren uns in der Regel zu fett, zu süß, zu salzig und nehmen oft auch noch zuviel Genußgifte wie Kaffee, Alkohol und Nikotin zu uns. Hinzu kommen noch Schadstoffe aus der Umwelt sowie chemische Lebensmittelzusätze und eventuell Schmerz-, Diät- oder Aufputschtabletten.

Kein Wunder, wenn der Körper eines Tages nicht mehr in der Lage ist, diesen Cocktail aus schädlichen Stoffen abzubauen und diese im Gewebe ablagern muß.

Zuviel Koffein verengt die Blutgefäße und stört dadurch den Nährstofftransport.

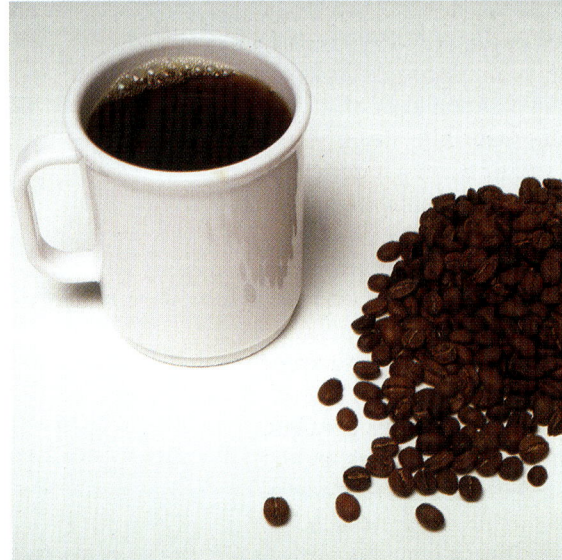

Die Folgen der Fehlernährung sehen folgendermaßen aus:

■ Zuviel Süßigkeiten, Weißmehlprodukte und Fettes führen zur Aufblähung der Fettzellen und werden als Speicherfett abgelagert.

■ Zuviel Salz (Natriumchlorid) führt zu Wassereinlagerungen im Gewebe, da es Wasser binden kann. Außerdem behindert das im Kochsalz enthaltene Natrium, wenn es im Überschuß in den Zellzwischenräumen vorhanden ist, deutlich die Stoffwechselaktivität der Zellen.

Natrium ist nämlich der „Gegenspieler" des Kaliums in den Zellen. Sind Natrium und Kalium im richtigen Verhältnis vorhanden, können die Zellen einen optimalen Stoffaustausch betreiben, d.h. Sauerstoff und Nährstoffe werden der Zelle vermehrt zugeführt und Abfallprodukte werden gleichzeitig hinausbefördert. Ist jedoch zuviel Natrium in den Zellzwischenräumen außerhalb der Zellen vorhanden, kommt es zu einer Wasseransammlung und demzufolge zu einer Verschlackung des Gewebes durch Abfallprodukte aus der Zelle, was wiederum die Zellulite fördert.

■ Zuviel Kaffee verlangsamt die Durchblutung und führt hierdurch ebenfalls zu einem verminderten Stoffaustausch und einer Verschlackung.

■ Zuviel Nikotin schließlich verengt die Blutgefäße und hat dadurch ähnliche Folgen wie der Kaffee.

Einem Zuviel an den oben genannten Stoffen steht meist ein Zuwenig an wichtigen Nährstoffen z.B. Kalium gegenüber. Der Mineralstoff Kalium, der vor allem in Gemüse und Obst vorhanden ist, wirkt entwässernd auf das Gewebe, und eine kaliumreiche Ernährung kann so der Entstehung von Zellulite entgegensteuern. Ein Mangel an Ballaststoffen, zumal in Verbindung mit einer vorwiegend sitzenden Lebensweise, kann zu Darmträgheit und Verstopfung führen. In vielen Fällen wird dies zusätzlich durch einen hektischen Lebensrhythmus und die Unterdrückung des Stuhlgangs verschlimmert. Die Verstopfung bewirkt eine Ansammlung von Fäulnisprodukten und anderen Schadstoffen im Körper, was wiederum zu einer verstärkten Verschlackung des Gewebes führt.

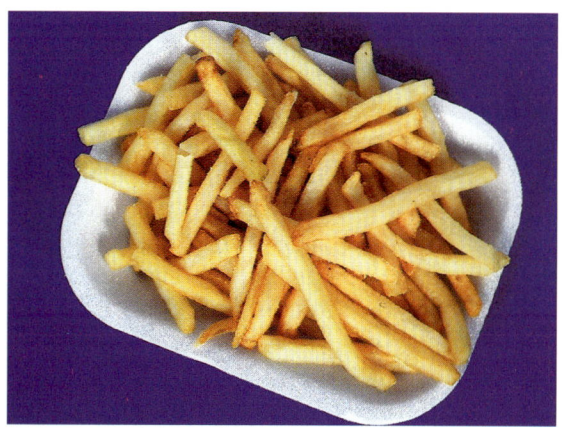

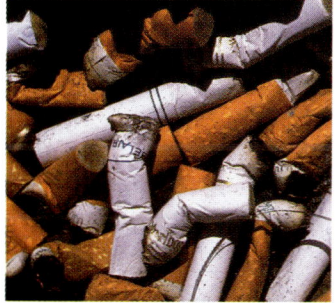

Ein ungesunder Lebenswandel rächt sich auf Dauer. Spätestens ab Mitte Dreißig trägt die Haut bei andauernder ungesunder Ernährung Schäden davon, die nicht mehr so leicht zu kurieren sind.

Übergewicht und radikale Abmagerungskuren

Übergewicht hat zwar nicht zwangsläufig die Zellulite zur Folge, es wirkt sich aber begünstigend aus. Denn zum einen bildet sich die Zellulite im Fettgewebe der Unterhaut, und zum andern bindet zusätzliches Fett auch zusätzliches Wasser in der Unterhaut. Schließlich behindert zuviel Fett die Durchblutung und senkt die Hauttemperatur.

Beides bewirkt wiederum eine Mangelversorgung der Haut. Man kann sich vorstellen, wie übermäßiges Fett die Bindegewebsfasern zusätzlich strapaziert. Das ist auch der Fall bei häufigen radikalen Abmagerungskuren, nach denen die Bindegewebsfasern regelrecht „ausleiern" können. Bedenkt man, daß in Deutschland ungefähr die Hälfte aller Frauen schon mindestens eine Diät hinter sich hat, ist es nicht verwunderlich, daß so viele unter der Zellulite leiden.

Mangelnde Bewegung, sitzende Lebensweise

Durch unseren Beruf sind wir häufig dazu gezwungen, stundenlang zu sitzen oder zu stehen. Wenn wir dann auch noch in der Freizeit gerne im Auto und vor dem Fernseher sitzen, ist eine schlechte Durchblutung, eine träge Verdauung und ein behinderter Lymphfluß die Folge. Lymphstauung und Verschlackung des Gewebes sind die leidigen Konsequenzen. Ausreichende Bewegung dagegen führt zu einer Erhöhung des Grundumsatzes, d.h. des Kalorienverbrauchs, zu einer tieferen Atmung, zu einer Durchblu-

tungsteigerung und normalerweise zu einer geregelten Verdauung. Außerdem bewirkt jede Muskelanspannung eine Straffung des Bindegewebes und eine Beschleunigung des Lymphtransports. Kurz: Dies sind wichtige Faktoren, um der Bildung von Zellulite wirksam entgegenzutreten.

Zum einen hat man festgestellt, daß das Abnehmen viel leichter fällt, wenn man sich gleichzeitig zur Diät viel bewegt, da hierdurch überdies der Kalorienverbrauch gesteigert wird und zum andern durch die verstärkte Durchblutung Fettgewebe leichter abgebaut wird.

Streß

Auch wenn man auf den ersten Blick keinen Zusammenhang zwischen Zellulite und Streß sieht, so ist doch dauerhaft einwirkender negativer Streß eine der Hauptursachen für die Zellulite. Bei einem ausgeglichenen gesunden Menschen laufen die körperlichen Vorgänge wie Verdauung, Kreislauf, Stoffwechsel, Schlaf etc. reibungslos ab. Negativer Streß, der durch ständige Anspannung, Angst und Frustration hervorgerufen wird, beeinträchtigt jedoch alle Körperfunktionen stark.

Der Mensch gerät sowohl körperlich als auch seelisch aus dem Gleichgewicht. Häufig versucht man dann auch noch, das Ganze mit Rauchen, Alkohol, mehr Essen oder gar Medikamenten zu kompensieren.

All dies fördert die Zellulite und beschleunigt den Alterungsprozeß, wovon dann natürlich auch wieder die Haut mit ihrem Bindegewebe betroffen ist. Schließlich hat Streß auch einen negativen Einfluß auf die Funktion der endoktrinen Drüsen, die den Hormonhaushalt steuern. Hiervon sind besonders die Nebennieren betroffen, die zum einem das Streßhormon Adrenalin produzieren, zum andern aber auch den Salz- und Wasserhaushalt des Körpers regulieren. Eine Fehlregulation in diesem Bereich begünstigt ebenfalls die Zellulite.

Weitere Faktoren, die die Zellulite fördern:

■ Antibabypille: Die Pille kann durch die zusätzliche Zufuhr an weiblichen Hormonen die Zellulite begünstigen.

■ Rauchen: Nikotin verengt die kleinen Blutgefäße und führt so zu einer Beeinträchtigung des Bindegewebsstoffwechsels.

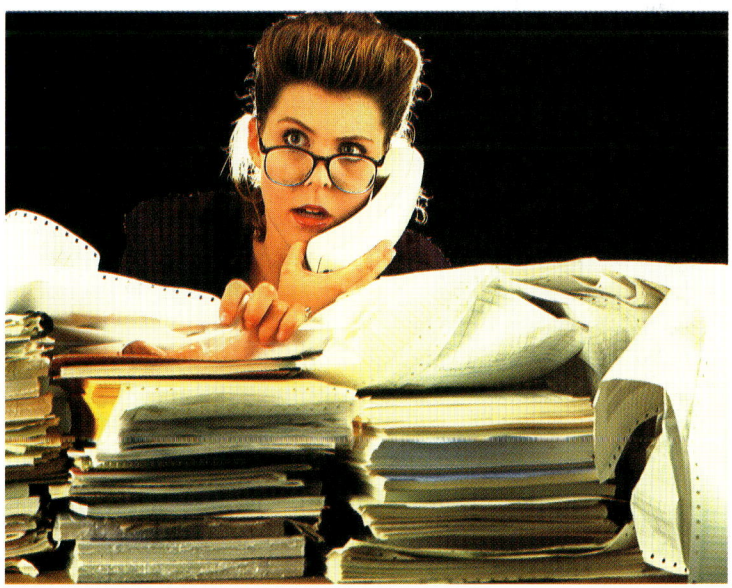

Streß im Beruf beschleinigt den Alterungsprozeß der Haut nachhaltig.

17

■ Schlechte Haltung: Eine gekrümmte Haltung führt zu einer Stauung der inneren Organe und dadurch insgesamt zu einer verschlechterten Durchblutung. Darüber hinaus werden beim Sitzen mit übereinandergeschlagenen Beinen Blutgefäße abgedrückt und somit die Durchblutung der Beine beeinträchtigt. Dies kann sowohl zu Krampfadern führen als sich auch an den Oberschenkeln ungünstig auf die Bildung von Zellulite auswirken.

■ Ungünstige Kleidung: Zu enge Kleidung wie enge Jeans oder Gürtel können ebenfalls den Blut- und Lymphfluß behindern und darüber hinaus zu einer Muskelerschlaffung führen. Schließlich haben zu hohe Absätze eine verschlechterte Durchblutung der Beine zur Folge.

■ Sonnenbäder: Ausgiebige Sonnenbäder oder zu häufiger Besuch der Sonnenbank führen auf Dauer zu einer beschleunigten Hautalterung, indem die Bindegewebsfasern stark angegriffen werden und schneller ihre Elastizität verlieren. Eine gewisse Bräune ist zwar attraktiv, aber nicht unbedingt gesund.

Der Zellulite-Test

Fast jede Frau ist aufgrund der besonderen Bindegewebsstruktur des weiblichen Körpers zellulitegefährdet. Ob und in welchem Ausmaß Sie davon betroffen sind, können Sie anhand folgender Merkmale feststellen.

1. Die leichte Form der Zellulite ist durch bloßes Hinsehen nicht zu erkennen. Erst wenn Sie die Haut mit beiden Händen zusammenschieben, wird eine schwache Wellung der Hautoberfläche (Orangenhaut) sichtbar. Dieses Stadium der Zellulite ist sehr verbreitet. Mit der entsprechenden Pflege und der richtigen Ernährung können Sie das schwach zellulitische Gewebe jedoch schnell in den Griff bekommen.

2. Die mittelschwere Zellulite ist nur bei entspannter Muskulatur sichtbar. Sie zeigt sich dann vor allem an den gut mit Fett gepolsterten Stellen Ihres Körpers, wie am Po oder im oberen Bereich der Oberschenkel, aber auch an den Innenseiten der Schenkel. Die Haut ist dort schlaff, schlecht durchblutet und uneben. Um diesem Stadium Einhalt zu

gebieten, müssen Sie schon einige Energie in die Bekämpfung Ihrer Problemzonen stecken. Mit der richtigen Ernährung und gezielter Bewegung aber haben Sie gute Chancen bei der Bewältigung Ihrer Zellulite.

3. Im Falle der schweren Zellulite hilft nur der Gang zum Arzt. Sie liegt vor, wenn die Orangenhaut an den betreffenden Körperstellen nicht zu übersehen ist. Das gesamte Gewebe ist lose, weich und schlecht durchblutet. Die Hautoberfläche weist eine wellige, unebene Struktur auf.

Egal unter welcher Form der Zellulite Sie leiden – dieses Buch wird Ihnen dabei helfen, Ihr Problem in den Griff zu bekommen. Mit Tips zur richtigen Pflege und Gymnastik und ausführlichen Informationen über die Möglichkeiten einer medizinischen Behandlung, sofern Sie diese für nötig erachten. Auch wenn es Ihnen anfänglich schwerfallen mag, allen Ernährungs- und Bewegungsrichtlinien konsequent zu folgen - geben Sie nicht auf! Bemühen Sie sich vielmehr mit jedem Tag mehr, ein besseres Verhältnis zu sich und ihrem Körper zu entwickeln. Das ist die beste Therapie.

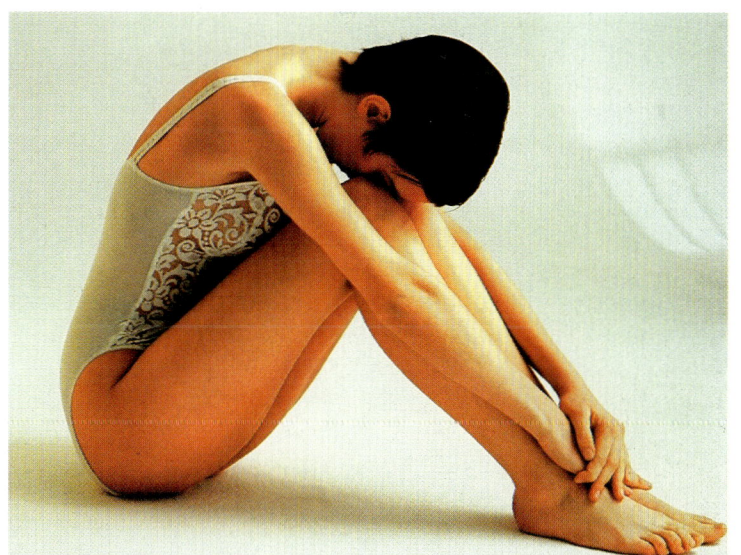

Schöne und gepflegte Haut stärkt das Selbstbewußtsein - vielleicht einer der Hauptgründe, warum viele Frauen etwas für Ihren Körper tun möchten.

Die richtige Ernährung – Das A und O im Kampf gegen die Zellulite

Die Umstellung auf eine gesunde, ausgewogene und ballaststoffreiche Ernährung ist der erste und entscheidende Schritt hin zu schöner, straffer Haut.
Zellulite ist nur mit einer grundsätzlichen Umstellung der Ernährungsgewohnheiten in den Griff zu bekommen.
Dabei kann es nicht darum gehen, sich ein Leben lang zu kasteien, es kommt vielmehr auf die richtige Zusammenstellung von Kohlenhydraten, Eiweißen und Fetten in unserer Nahrung und auf die ausreichende Zufuhr an Vitaminen und Mineralstoffen an.

Eine entspannte Atmosphäre unterstützt die positiven Wirkungen einer ausgewogenen, gesunden Ernährung und macht den Einstieg leichter.

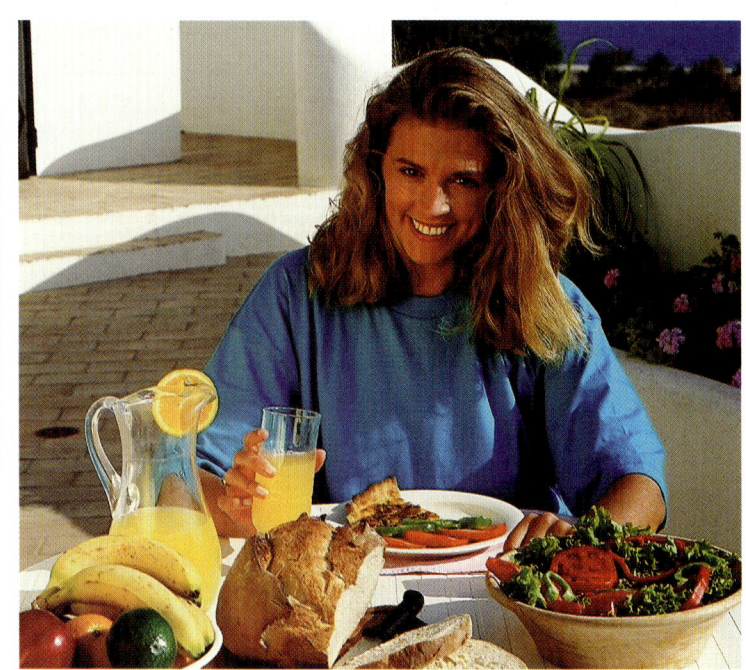

Streß und falsche Eßgewohnheiten

Oft gehen Streß und falsche Eßgewohnheiten miteinander einher. So kommt die vielbeschäftigte Karrierefrau häufig den ganzen Tag nicht zum Essen und nimmt statt dessen in einem späten Abendessen mehr schwerverdauliche Nährstoffe zu sich, als wenn sie sich über den ganzen Tag verteilt drei bis fünf leichte Mahlzeiten gegönnt hätte. Zu unterschätzen sind auch nicht die versteckten Kalorien in den meisten Getränken und vor allem im Alkohol. Auch das hastig hinuntergeschlungene und schlecht gekaute Brötchen am Mittag oder die Pizza im Gehen bekommen Ihrem Organismus schlecht. Nicht wenige greifen dann zu radikalen Hungerkuren, die, wie allgemein bekannt, mehr schaden als nützen. Vor allem das Bindegewebe leidet bei ständigen Abmagerungskuren, gefolgt von Eßattacken mit schneller Gewichtszunahme.

Warum macht Schokolade dick?

Wußten Sie, daß 150 Gramm Müsli (ca. 600 kcal) mehr Kalorien haben als eine Tafel Vollmilch-Nußschokolade (555 kcal.)? Daß Sie aber von der Schokolade zunehmen und von dem Müsli nicht? Ein Grund dafür liegt in den unterschiedlichen Mengenverhältnissen von Fetten, Kohlenhydraten und Eiweißen. Eine Tafel Schokolade enthält sehr viel Fett (zwischen 30 und 37 g). In 150 Gramm Müsli finden sich dagegen nur zwischen 10 und 15 Gramm. Wird das aufgenommene Fett nicht verbrannt bzw. in körpereigene Bausteine umgewandelt, so lagert der Organismus das überschüssige Fett als Speicher- oder Depotfett ab, das sich dann z.B. auf den Hüften wiederfindet. Kohlenhydrate dagegen, wie im Müsli zu

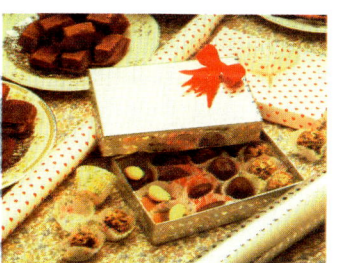

Schokolade gehört zu den klassischen Dickmachern – ist aber dennoch als Seelentröster oft nicht zu verachten.

hohen Teilen (ca. 90 g pro 150 g Müsli) enthalten, werden zu mehr als 20 Prozent vom Körper in Energie umgewandelt. Kohlenhydrate sind also für den Körper viel wertvoller, weil sie viel besser ver-

21

wertet werden können als Fette. Deshalb sollte Ihre Ernährung möglichst viele Kohlenhydrate und möglichst wenig Fett enthalten.

Gewichtszunahme durch Hungerkuren

Blitzdiäten bringen in 90 Prozent aller Fälle nur kurzfristige Erfolge. Nicht selten führen sie sogar langfristig zu einer Gewichtszunahme. Das hat psychologische wie medizinische Gründe. Strenge Diäten fordern eine hohe Selbstdisziplin. Körper und Seele kasteien sich während dieser Zeit. Daraus folgt ein natürliches Bedürfnis nach Belohnung für die Quälerei nach Beendigung der Kur. In wahren Heißhungerattacken holt sich der Organismus das wieder zurück, was ihm so rigide entzogen worden war. Das Verlangen nach Süßigkeiten und anderen vorher „verbotenen" Genuß- und Nahrungsmitteln ist naturgemäß nach einer Phase des radikalen Verzichts ungleich größer als zu „normalen" Zeiten. Und schon sind die Pfunde wieder drauf. Hinzu kommt, daß der Organismus auf die geringere Kalorienmenge reagieren muß, um dennoch die lebensnotwendigen Körperfunktionen aufrecht erhalten zu können. Er „lernt", mit geringerer Energie auszukommen. Eine Folge davon ist die Verlangsamung des Stoffwechsels - der Körper brennt sozusagen auf Sparflamme. Werden ihm dann ohne eine langsame Aufbauphase (verbunden mit körperlicher Betätigung, während der der Organismus sich auf die erhöhte Energiezufuhr einstellen kann) wieder mehr Kalorien zugeführt, legt er die überschüssige Energie als Fettdepots an.
Radikale Gewichtsschwankungen schädigen das Gewebe. Ständiges Ab- und Zunehmen stellt für die Haut eine große Belastung dar. Sie muß sich den permanenten Volumenveränderungen anpassen, worunter ihre Elastizität leidet.

Ein Plädoyer für die gesunde Mischkost

Eine unüberschaubare Vielzahl von Diäten und Ernährungsrichtlinien machen es dem heutigen Verbraucher oft schwer, die richtige Wahl zu treffen. Vollkornkost, Mischkost, Rohkost, vegetarische Kost, Trennkost, Heilfasten, Enzymdiät, Eiweißdiät, Apfel-

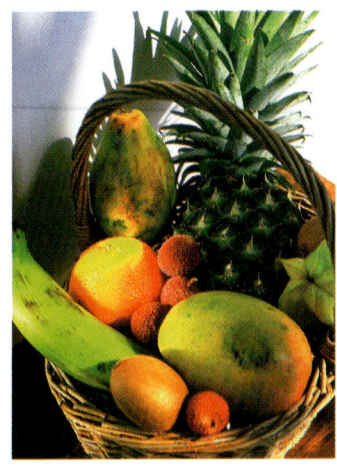

diät, Reisdiät, Kartoffeldiät. Eine nicht enden wollende Zahl von vermeintlichen Wunderdiäten und Geheimtips, mit denen wir die lästigen Figurprobleme endlich in den Griff zu bekommen hoffen, werden tagtäglich in Zeitungen und Zeitschriften angepriesen. Aber leider halten sie nur in den seltensten Fällen, was sie versprechen.

Für welche Ernährungsweise Sie sich auch immer entscheiden, grundsätzlich gilt, daß jede einseitige Ernährung schadet. Eine gesunde Mischkost dagegen versorgt den Körper mit allen wichtigen Nährstoffen und führt ihm genügend Kalorien zu, nicht zuviel und nicht zuwenig. Über- und Untergewicht sind ebenso wie viele ernährungs-

bedingte Krankheiten auf eine unausgewogene Nahrungszusammenstellung zurückzuführen, die aus einem Mißverhältnis der Nährstoffe untereinander herrührt - zuviel Fett, zuwenig Kohlenhydrate und Eiweiße.

Normal- und Idealgewicht

Die gängigste und einfachste Methode zur Ermittlung des Normal- bzw. Idealgewichtes geht auf den französischen Arzt Dr. Broca zurück. Der sogenannte Broca-Index ermittelt das Normalgewicht, indem man von der Körpergröße in Zentimetern die Zahl 100 subtrahiert. So darf nach dieser Berechnungsmethode eine erwachsene Person mit einer Körpergröße von 175 cm 75 Kilogramm wiegen. Übergewicht liegt nach dieser Formel dann vor, wenn das Normalgewicht um 15 bis 20 Prozent überschritten wird. Die gleiche Person würde also ab einem Gewicht von 86,2 Kilogramm als übergewichtig gelten. Das Idealgewicht errechnet sich nach der Broca-Methode, indem bei Männern 10% und bei Frauen 10 bis 15% vom Normalgewicht abgezogen werden.

Fetthaltige Nahrungsmittel wie Butter, Fleisch und Käse werden im Übermaß genossen im Körper zu Fettgewebe. Kohlenhydratreiche Lebensmittel wie Gemüse und Vollkornprodukte bilden festes Gewebe.

23

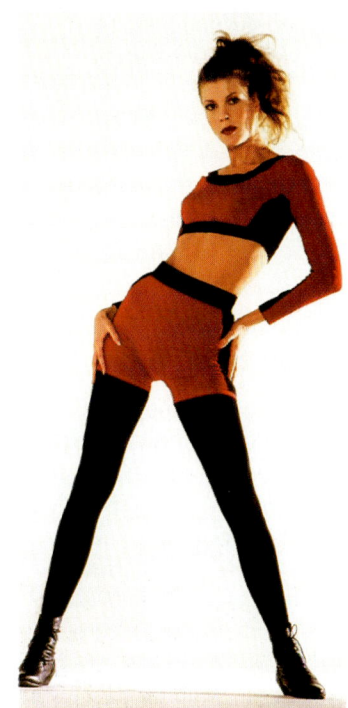

Idealgewichtstabelle

Körper-	Frauen	Männer
größe	minus 15%	minus 10%
150 cm	42.5 kg	45,0 kg
152 cm	44.2 kg	46,8 kg
154 cm	45,9 kg	48,6 kg
156 cm	47,6 kg	50,4 kg
158 cm	49,3 kg	52,2 kg
160 cm	51,0 kg	54,0 kg
162 cm	52,7 kg	55,8 kg
164 cm	54,4 kg	57,6 kg
166 cm	56,1 kg	59,4 kg
168 cm	57,8 kg	61,2 kg
170 cm	59,5 kg	63,0 kg
172 cm	61,2 kg	64,8 kg
174 cm	62,9 kg	66,6 kg
176 cm	64,6 kg	68,4 kg
178 cm	66,3 kg	70,2 kg
180 cm	68,0 kg	72,0 kg
182 cm	69,7 kg	73,8 kg
184 cm	71,4 kg	75,6 kg
186 cm	73,1 kg	77,4 kg
188 cm	74,8 kg	79,2 kg
190 cm	76,5 kg	81,0 kg

Aus medizinischer Sicht sind die strengen Idealgewichtskriterien nach Broca heute umstritten. Mittlerweile gelten normalgewichtige Menschen als gesünder.

Natürlich sind diese Maße nur Richtwerte, d.h., wer einen starken Knochenbau hat und sehr muskulös ist, darf 5 % mehr wiegen als in der Tabelle angegeben. Bei einem sehr leichten „leptosomen" Körperbau dagegen können 5% abgezogen werden, ohne daß der Betreffende deswegen untergewichtig genannt werden muß. Abgesehen von diesen Richtwerten hat jeder Mensch ein individuelles Idealgewicht (das sogenannte Set-Point-Gewicht), das sich bei einer dauerhaft ausgewogenen Ernährung ganz von selbst einstellt und auch problemlos gehalten werden kann. Eine durchschnittlich schlanke Frau kann nur dann die Zerbrechlichkeit und Zierlichkeit eines Models erreichen, wenn sie ständig Diät hält. Ebenso wird ein molliger Typ ohne Selbstkasteiung nie eine dauerhaft schlanke Linie halten können. Das ist aber noch lange kein Grund zur Resignation. Es sei denn, Sie wollen Ihr Leben lang einem abstrakten, von der Mode diktierten Ideal hinterherjagen. Der erste Schritt hin zu einem gesunden, schönen Körper ist, ihn zu akzeptieren, wie er von Natur aus ist. Wenn Ihnen das gelingt, werden Sie Ihre individuelle Schönheit entdecken und diese gezielt mit richtiger Ernährung, Pflege und Sport entfalten können.

Wieviele Kalorien braucht der Mensch?

Der Energiebedarf des Menschen setzt sich aus zwei Komponenten zusammen: dem Leistungsumsatz und dem Grundumsatz.

Je höher das Gewicht, desto höher der Grundumsatz

Unter dem Grundumsatz versteht man die Energiemenge, die der Körper für den Erhalt seiner lebensnotwendigen Funktionen wie Stoffwechsel, Atmung, Herz- und Gehirntätigkeit benötigt. Der Grundumsatz ist abhängig vom Körpergewicht. Je höher das Gewicht, desto mehr Energie wird für die Autrechterhaltung der elementarsten Lebensfunktionen benötigt. Berechnet wird er, indem das Körpergewicht mit 25 multipliziert wird. Eine 60 Kilogramm schwere Frau benötigt demnach eine Mindestenergiemenge von 1500 Kilokalorien am Tag. Eine nur 55 Kilogramm schwere Person dagegen verbraucht für ihre Grundfunktionen nur 1375 Kilokalorien. Der Grundumsatz sinkt also mit dem Körpergewicht. Dies ist ein Grund mit dafür, daß der Körper nach einer Diät bei erhöhter Kalorienzufuhr schnell wieder zunimmt.

Der Leistungsumsatz oder warum Sportler mehr essen dürfen

Der Energiebedarf für den Leistungsumsatz ist abhängig von der Art und Menge der tatsächlich erbrachten Leistung bzw. Arbeit. Wer viel Sport treibt, verbraucht sehr viel mehr Kalorien als jemand, der eine vorwiegend sitzende

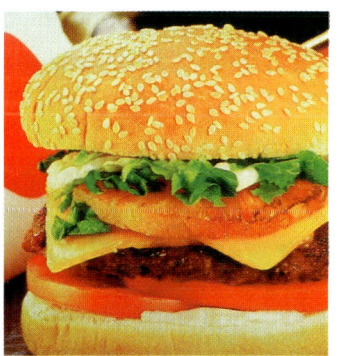

Fastfood enthält viele sogenannte leere Kalorien. Das sind Kalorien, die sättigen, aber keine wertvollen Nährstoffe enthalten.

*Bewegung
regt den Stoff-
wechsel an und
beschleunigt
den Nährstoff-
transport in
die Zellen.*

Tätigkeit ausübt und sich auch in seiner Freizeit kaum bewegt.

Die folgende Tabelle gibt einen Überblick über den Kalorienbedarf bei unterschiedlichen Tätigkeiten.

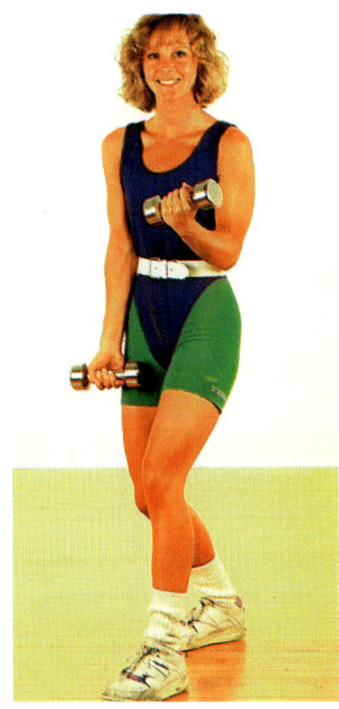

Kalorienbedarf bei verschiedenen Tätigkeiten

Tennis spielen	214 kcal
Joggen, mittleres Tempo	380 kcal
Squash spielen	414 kcal
Brustschwimmen	316 kcal
Skifahren	192 kcal
Fußball spielen	258 kcal
Golf spielen	166 kcal
Gymnastik	130 kcal
Radfahren (15km/h)	196 kcal
Gewichtheben (30kg)	360 kcal
Backen	70 kcal
Bügeln	124 kcal
Klavier spielen	78 kcal
Rasen mähen	220 kcal
Kochen	88 kcal
Schreibmaschine schreiben	54 kcal

Sie können Ihren persönlichen Kalorienbedarf ganz einfach ausrechnen, indem Sie Ihren Grund- und Leistungsumsatz zusammenzählen.

Durchschnittlicher Kalorienverbrauch bei unterschiedlicher Lebensweise

Tätigkeit	Kalorienverbrauch pro Tag
Leichte Bürotätigkeit	2000-2500 kcal
Mittelschwere Tätigkeit (z.B Krankenschwester)	2600-3000 kcal
Schwerarbeit (Bauarbeiter, Bäuerin)	3500 - 3600 kcal
Schwerstarbeit (Leistungssportler/in)	bis 4000 kcal und mehr

Mit der richtigen Ernährung können Sie eine ganze Menge gegen die Zellulite tun. Mit der Anti-Zellulite-Diät wird der Körper gut versorgt, der Nährstofftransport verbessert sich, und Abfallstoffe werden vermehrt ausgeschieden. Diese optimale Versorgung des gesamten Organismus zeigt sich äußerlich in einer schönen, straffen und gut durchbluteten Haut.

Kalium - das Mineral für schöne Haut

Das wichtigste Mineral im Kampf gegen die Zellulite ist Kalium, denn dieses Mineral ist verantwortlich für die Regulation des Wasserhaushalts und die Funktionsfähigkeit unserer Zellen, d.h. ihrer Ernährung, Regeneration und Neubildung. Kaliumreiche Nahrungsmittel steigern die Fähigkeit der Zellen zur Nährstoffaufnahme. Sie verringern bzw. verhindern Wassereinlagerungen im Gewebe und beschleunigen außerdem die Ausschwemmung von Salzen und Abfallstoffen. Bei mangelhafter Kaliumversorgung ist dieser Ablauf gestört. Schlacken werden nicht hinreichend abgeführt, die Zelle kann nicht ausrei-

chend ernährt werden, es kommt zu Wassereinlagerungen und einem Stauungszustand im Gewebe. Als Folge wird die Haut uneben, Dellen und Beulen, die sogenannte Zellulite oder Orangenhaut entsteht.

Aber natürlich kann eine Diät aus kaliumreicher Kost nicht darin bestehen, ausgewählte Lebensmittel mit hohem Kaliumgehalt einfach miteinander zu kombinieren.

Melonen enthalten besonders viel Kalium. Sie wirken entschlackend und entwässernd.

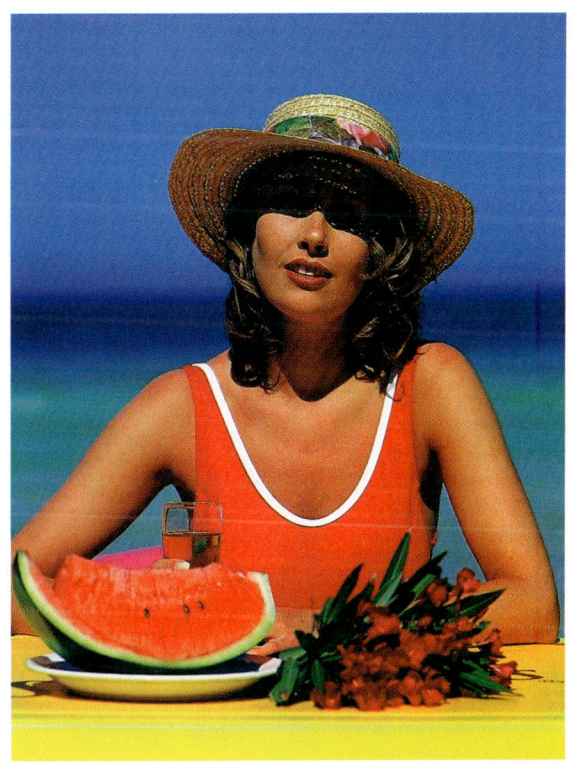

27

Kaliumreiche Nahrungsmittel

Angaben in mg pro 100 g Lebensmittel (Auswahl)

Getreide und Getreideprodukte

Knäckebrot	436 mg
Roggen-vollkornmehl	439 mg
Roggenflocken	450 mg
Früchtemüsli ohne Zucker	580 mg
Kleieflocken, gezuckert	1000 mg
Früchtebrot	740 mg

Gemüse

Kichererbsen	810 mg
Linsen	810 mg
Erbsen	930 mg
Bohnen, weiß	1300 mg
Sojabohnen	1750 mg
Fenchel, roh	494 mg
Grünkohl	490 mg

Obst

Ananas	172 mg
Apfel	144 mg
Apfelsinensaft-Konzentrat	674 mg
Aprikosen	280 mg
Avocado	503 mg
Banane	382 mg
Banane, getrocknet	1477 mg

Kiwi	295 mg
Melone	320 mg
Nektarine	270 mg
Passionsfrucht	350 mg
Sultaninen, getr.	860 mg

Nüsse

Cashewnüsse	552 mg
Walnüsse	570 mg
Haselnüsse	630 mg
Kastanien	707 mg
Mandeln	853 mg
Sonnenblumen-kerne	725 mg
Pistazienkerne	1020 mg
Erdnüsse	661 mg

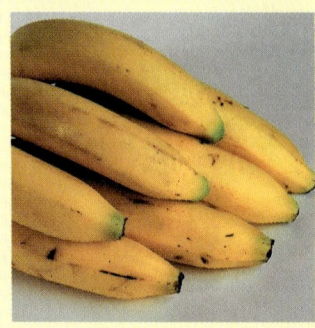

Fische, Meeresfrüchte

Langusten	500 mg
Steckmuscheln	800 mg
Bachforellen	413 mg
Flunder, geräuchert	410 mg
Lachs, geräuchert	475 mg
Kabeljau, getrocknet	1500 mg
Heilbutt	446 mg

Fleisch

Gans	420 mg
Lammschnitzel	417 mg
Kalbskotelett	369 mg
Hammelkeule	380 mg
Roastbeef	335 mg

Bananen sind Schönmacher. Sie enthalten viel Kalium und eignen sich deshalb besonders gut zur Zelluliteprophylaxe.

Denn würde man z.B. den ganzen Tag nichts anderes zu sich nehmen als 200 g Mandeln und 100 g Schokolade, wäre der optimale Tagesbedarf an Kalium, nämlich ca. 2000 mg, zwar erreicht, Sie hätten aber gleichzeitig viel zuviel Fett, nämlich 138 g, aber nur 94,8 g Kohlenhydrate und 46 g Eiweiß zu sich genommen. Eine solche Kost wäre also trotz des hohen Kaliumgehalts im Kampf gegen die Zellulite keineswegs ratsam, da sie aufgrund ihres hohen Fettgehalts die Fettzellen auffüllen würde, statt sie zu vermindern.

Salz schwemmt das Gewebe auf

So wichtig wie Kalium für die optimale Versorgung der Haut ist, so schädlich ist Salz. Denn Kochsalz (Natriumchlorid) bindet Wasser im Körper und macht das Gewebe schwammig. Und ein aufgequollenes Unterhautbindegewebe läßt die Figur auch bei noch soviel Muskeltraining nicht fest und sehnig aussehen. Wurstwaren und geräucherte Lebensmittel, aber auch viele Käsesorten enthalten besonders viel Salz. Fast alle Fertigprodukte werden aus Gründen der Haltbarkeit stark gesalzen.

Lebensmittel mit hohem Natriumgehalt
Angaben in mg pro100 g Lebensmittel (Auswahl)

Milchprodukte

Feta	1300 mg
Körniger Frischkäse	400 mg
Back-Camembert	700 mg
Brie 50% Fett i.Tr.	1170 mg
Camembert 45% Fett i.Tr.	975 mg
Limburger 20% Fett i.Tr.	1280 mg
Edamer 30% Fett i. Tr.	800 mg
Parmesan 32% i.Tr.	704 mg
Schmelzkäse 30% Fett i.Tr.	1260 mg

Fisch

Geräucherter Lachs in Öl	4070 mg
Salzhering	5930 mg
Matjeshering	2500 mg

Fleisch

Corned beef	833 mg
Kassler	958 mg
Bierschinken	753 mg
Bockwurst	700 mg
Cervelatwurst	1260 mg
Fleischwurst	829 mg
Frankfurter Würstchen	1150 mg
Salami	2080 mg

Getreideprodukte

Roggenbrot	523 mg
Weizenmischbrot	553 mg
Mehrkornbrot	523 mg
Vollkornbrot	527 mg
Baguette	418 mg
Salzstangen	1800 mg
Cornflakes	938 mg

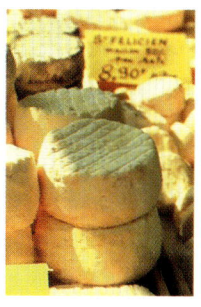

Nahrungsmittel mit hohem Natriumgehalt, wie viele würzige Käsesorten, binden Wasser im Gewebe. Auf diese Lebensmittel sollten Sie im Interesse Ihrer Haut weitestgehend verzichten.

Kohlenhydrate - wertvolle Energielieferanten

Neben kaliumreicher Nahrung sollten vor allem Kohlenhydrate auf Ihrem Speiseplan stehen. Kohlenhydrate gehören neben Fetten und Eiweißen zu den Energielieferanten des Körpers und sollten etwa 55 bis 60 Prozent der täglichen Nahrung ausmachen. Kohlenhydrate werden vom Körper fast vollständig verwertet, es bleiben nur Wasser und das problemlos abbaubare Kohlendioxid, aber keine Schadstoffe übrig, die sich in das Gewebe einlagern und für die unschöne Orangenhaut verantwortlich sind. Darüber hinaus beschleunigen kohlenhydratreiche Nahrungsmittel die Blutzirkulation und damit den Nährstofftransport in die Zellen.

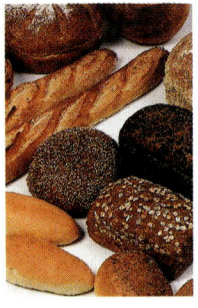

Nicht alle Kohlenhydrate nützen dem Körper. Zucker und Weißmehlprodukte schwemmen das Gewebe auf und machen dick. Ballaststoffreiche Vollkornkost dagegen ernährt den Organismus ohne ihm zu schaden.

Lebensmittel mit hohem Anteil an Kohlenhydraten
Angaben in g pro 100 g Lebensmittel (Auswahl)

	verwertbare Kohlenhydrate	nicht verwertbare Kohlenhydrate (Ballaststoffe)
Getreide und Getreideprodukte		
Haferflocken	57,2 g	9,5g
Popcorn	68,0 g	10,0g
Naturreis	73,4 g	2,2 g
Geschälter Reis	78,4 g	1,4 g
Weizenmehl	71,0 g	4,0 g
Weizen-Vollkornmehl	59,7 g	12,9 g
Roggemehl	71,0 g	6,5 g
Roggen-Vollkornmehl	59,0 g	13,7 g
Käsekuchen	30,0 g	keine Angaben
Hefeteilchen	47,0 g	keine Angaben
Weißbrot	48,0 g	3.0 g
Weizenvollkornbrot	41,0 g	8,4 g
Knäckebrot	66,0 g	14,0 g
Müsli	67,0 g	5,5 g
Gemüse		
Bohnen, weiß	40,0 g	17,0 g
Kichererbsen	41,2 g	21,4 g
Linsen	52,0 g	10,6 g
Kartoffeln	14,9 g	2,1 g
Süßwaren		
Bienenhonig	81,0 g	keine Angaben
Bonbons	84,0 g	keine Angaben

„Gute" und „schlechte" Fette

Keine Frage, der Körper braucht Fett, allerdings viel weniger, als wir gemeinhin glauben. Laut Empfehlung der Deutschen Gesellschaft für Ernährung sollte nur 25 bis 30 Prozent unserer Nahrung aus Fetten bestehen. Aber Fett ist nicht gleich Fett. Studien haben gezeigt, daß große Mengen gesättigter Fettsäuren bei Erwachsenen das Risiko der Entstehung von Herz- und Gefäßerkrankungen dramatisch erhöhen. Deshalb sollten Sie darauf achten, stattdessen möglichst mehrfach ungesättigte Fettsäuren zu sich zu nehmen. Mehrfach ungesättigte Fettsäuren sind für den Organismus lebensnotwendig.

Sie sind hauptsächlich in vegetarischen Lebensmitteln, wie Pflanzenölen, Vollkornprodukten, Gemüse und Obst vorhanden. Tierische Produkte enthalten meist einen Überschuß an gesättigten Fettsäuren. 100 g Butter beinhalten z.B. 48,1 g gesättigte, aber nur 23,1 g ungesättigte und lediglich 3,0 g mehrfach ungesättigte Fettsäuren. Die gleiche Menge Diätmargarine dagegen enthält nur 17,8 g gesättigte gegenüber 11,0 g ungesättigten und 46,7 g mehrfach ungesättigten Fettsäuren. Bedenken Sie, daß 100 g Fett nur zu einem geringen Prozentsatz direkt verbrannt und der Rest in Fettdepots angelegt wird. Auf diese Weise legt sich der Körper einen „Rettungsring" für Fastenzeiten an.

Lebensmittel mit hohem Anteil an gesättigten Fettsäuren
Angaben in g pro 100 g Lebensmittel (Auswahl)

	ges. Fettsäuren	unges. Fettsäuren	mehrfach unges. Fettsäuren
Butter	48,1 g	23,1 g	3,0 g
Schweineschmalz	38,5 g	45,0 g	11,3 g
Butterschmalz	60,8 g	28,9 g	3,7 g
Speck, durchwachsen	27,9 g	29,4 g	3,4 g
Sahne (30% Fett)	18,2 g	9,3 g	1,1 g
Camembert, 60% Fett i.Tr.	20,3 g	9,3 g	1,0 g
Doppelrahmfrischkäse	18,9 g	8,4 g	1,0 g

Nahrungsmittel mit hohem Gehalt an mehrfach ungesättigten Fettsäuren

Angaben in g pro100g Lebensmittel (Auswahl)

	ges. Fettsäuren	unges. Fettsäuren	mehrfach unges. Fettsäuren
Pflanzenöle			
Pflanzenmargarine	21,7 g	29,1 g	25,5 g
Diätmargarine	17,8 g	11,0 g	46,7 g
Leinöl	9,6 g	18,2 g	68,1 g
Maiskeimöl	12,9 g	29,0 g	53,2 g
Distelöl	8,6 g	12,0 g	74,9 g
Sojaöl	13,6 g	20,9 g	61,9 g
Sonnenblumenöl	10,6 g	21,0 g	63,2 g
Walnußöl	8,6 g	15,8 g	71,3 g
Fische, Meeresfrüchte			
Heilbutt	0,3 g	0,4 g	0,7 g
Sardinen	1,2 g	1,1 g	1,6 g
Seehecht	0,5 g	0,6 g	0,8 g
Languste	0,1 g	0,1 g	0,6 g
Bachforelle	0,5 g	0,7 g	1,0 g
Getreide			
Buchweizen	2,1 g	2,1 g	4,1 g
Gerste	0,5 g	0,3 g	1,3 g
Hafer	1,4 g	2,5 g	2,9 g
Hirse	1,0 g	0,9 g	1,9 g
Mais	0,6 g	1,1 g	1,7 g
Roggen	0,3 g	0,5 g	0,8 g
Weizenkeime	1,9 g	1,6 g	5,0 g
Gemüse			
Blumenkohl, roh	0,04 g	0,01 g	0,2 g
Bohnen, roh	0,1 g	0,01 g	0,1 g
Chicorée, roh	0,03 g	0,01 g	0,1 g
Kartoffeln, roh	0,03 g	in Spuren	0,1 g
Kohlrabi, roh	0,03 g	0,01 g	0,1 g
Meerrettich, roh	0,05 g	0,03 g	0,2 g
Möhren roh	0,04 g	0 g	0,1 g
Paprika	0,1 g	0,01 g	0,2 g
Petersilie	0,04 g	0,01 g	0,2 g
Porree	0,1 g	0,01 g	0,2 g
Obst			
Apfel	0,2 g	0,01 g	0,2 g
Banane	0,1 g	0,02 g	0,1 g
Erdbeere	0,04 g	0,1 g	0,2 g
Pflaume	0,03 g	0,01 g	0,1 g
Wassermelone	0,1 g	0,03 g	0,1 g

Eiweiße - Bausteine des Lebens

Eiweiße sind neben Kohlenhydraten und Fetten der drittwichtigste Energielieferant für unseren Körper. Unzureichende Eiweißzufuhr schwächt die Widerstandskraft und kann zu Beeinträchtigungen der körperlichen und geistigen Leistungsfähigkeit führen. Tierisches Eiweiß kommt in großen Mengen in Eiern, Milchprodukten, Fisch und Fleisch vor. Pflanzliches Eiweiß findet sich in den meisten Getreidesorten wie Hafer, Buchweizen, Dinkel, Roggen, und vor allem in getrockneten Roggenkeimen mit bis zu 42 g Eiweiß in 100 Gramm. Besonders eiweißreich sind außerdem Nüsse (Achtung, hoher Fettgehalt!), Kartoffeln und einige Hülsenfrüchte, wie Linsen, Erbsen und vor allem Soja (bis zu 44 g Eiweiß in 100 g Soja). Vegetarier müssen sich sehr viel bewußter als Mischköstler um Ihre Eiweißversorgung kümmern, da die Eiweiße zwar in fast allen tierischen, aber nur in einigen ausgewählten pflanzlichen Nahrungsmitteln enthalten sind. Selbstverständlich ist auch ein Eiweißüberschuß wenig ratsam, denn dieser belastet den Stoffwechsel und die Nieren. Empfohlen wird ein Eiweißanteil von 10-15 Prozent in der täglichen Nahrung.

Laut der zuletzt 1991 von der Deutschen Gesellschaft für Ernährung erstellten Studie sollte die Nahrung idealerweise wie folgt zusammengesetzt sein:
25 bis 30 Prozent Fett
55 bis 60 Prozent Kohlenhydrate
12 Prozent Eiweiß

Wasser entschlackt die Haut

Ebenso wichtig wie die optimale Versorgung des Körpers mit Nährstoffen ist dessen Reinigung. Erzielen kann man diese Reinigung oder Entschlackung des Körpers vor allem durch die Zufuhr von Mineralwasser.

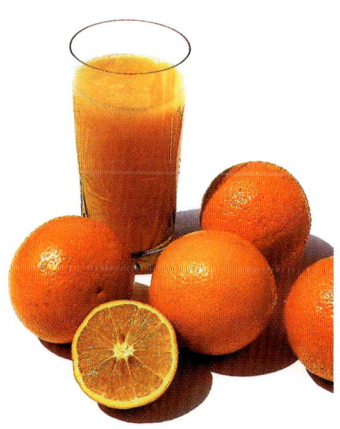

Trinken Sie soviel wie möglich. Viele prominente Schönheiten bezeichnen Mineralwasser und Fruchtsäfte als ihre wichtigsten Schönheitsmittel.

Eiweißlieferanten

Eiweißgehalt in g pro 100 g Lebensmittel (Auswahl)

Tierisches Eiweiß

Milch und Milchprodukte

Kondensmilch, 4% Fett	9,4 g
Feta, 45% Fett i. Tr.	17,0g
Frischkäse, 20% Fett i. Tr.	13,2 g
Mozzarella	19,9 g
Appenzeller, 50% Fett i.Tr.	25,4 g
Emmentaler, 45% Fett i.Tr.	28,9 g
Mainzer Handkäse	30,0 g
Gouda, 40% Fett i.Tr.	24,7 g
Hühnereigelb	16,1 g

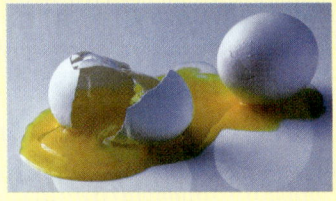

Fische, Meerestiere

Heilbutt	20,1 g
Kabeljau	17,4 g
Makrele	18,8 g
Sardine	19,4 g
Seelachs	18,3 g
Thunfisch	21,5 g
Krabben	18,6 g
Flußbarsch	18,4 g
Bachforelle	19,5 g
Hecht	18,4 g
Karpfen	18,0 g
Zander	19,2 g

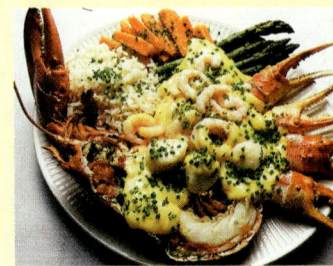

Geflügel

Huhn	19,9 g
Ente	18,1 g
Pute	19,2 g

Fleisch

Rinderfilet	21,2 g
Rinderkeule	21,0 g
Rinderhack	22,5 g
Rinderleber	20,8 g
Eisbein	19,0 g
Schweinbauch	17,8 g
Schweinefilet	21,5 g
Schweineschnitzel	22,2 g
Kassler	20,9 g

Pflanzliches Eiweiß

Getreide

Vollkornbuchweizenmehl	10,0 g
Vollkorngerstenmehl	10,6 g
Grünkernmehl	13,3 g
Hafergrütze	13,9 g
Mais-Popcorn	12,7 g
Roggenflocken	12,0 g
Roggenkeime, getrocknet	42,0 g
Weizen	11,4 g

Nüsse, Samen

Erdnuß	26,0 g
Erdnußbutter	28,0 g
Leinsamen	24,0 g
Mandel	19,0 g
Mohnsamen	20,0 g
Pistazienkerne	20,8 g
Sonnenblumenkerne	22,5 g

Hülsenfrüchte

Bohnen, weiß	22,0 g
Erbsen	23,0 g
Kichererbsen	20,0 g
Linsen	23,5 g
Sojabohnen	33,7 g
Sojamehl	37,3 g
Sojafleisch	44,0 g

Optimal sollten bis zu 3 Liter Wasser, aber mindestens 1,5 Liter am Tag getrunken werden. Damit wird unterstützend zur richtigen Ernährung die Ausschwemmung von Schadstoffen aus dem Körper beschleunigt.

Der Darm

Ein großer Teil unseres seelischen und körperlichen Wohlbefindens hängt von einem gesunden Darm ab. Im Darm wird der Speisebrei durch Muskelkontraktionen und mit Hilfe von Enzymen so zerkleinert und aufgespalten, daß die Nährstoffe ins Blut aufgenommen und in die Körperzellen weitergeleitet und unverdauliche Reststoffe ausgeschieden werden. Leider ist die normale Darmtätigkeit bei vielen Menschen durch Streß, ballaststoffarme Ernährung und Medikamentenmißbrauch gestört, die Nahrung wird nicht richtig verdaut, Schadstoffe verbleiben im Darm. Die Folge sind Völlegefühl, Blähungen, Unwohlsein, schlechte Laune und unreine Haut. Ballaststoffe sind der Schlüssel für das reibungslose Funktionieren des Darms. Sie schrubben durch mechanische Reizung die Schleimhautoberfläche und binden dabei Schmutzpartikel, die sie auf Ihrem Weg durch den Darm mit hinausbefördern. Indem sie die Darmwand zu vermehrter Bewegung anregen, sorgen sie gleichzeitig für eine verbesserte Durchblutung und Nährstoffversorgung.

Die Ballaststoffe können ihre wohltuende Wirkung im Darm jedoch nur dann optimal entfalten, wenn gleichzeitig genügend Flüssigkeit aufgenommen wird. Denn bei Flüssigkeitszufuhr quellen sie auf und erreichen erst das Volumen, das nötig ist, um den Darm zu größtmöglicher Tätigkeit anzuregen.

Ballaststoffe
(Auswahl) Angaben in g
in 100 g Lebensmittel

Weizenkleie	49 g
Leinsamen	39 g
Haferkleie	19 g
Roggenvollkornmehl	14 g
Knäckebrot	14 g
Mandeln	10 g
Weizenvollkornmehl	10 g
Haferflocken	10 g
Bohnen	8 g
Vollkornnudeln	7 g
Erdnüsse	7 g
Rosinen	5 g

Ballaststoffe fegen den Darm aus und sorgen so für einen schnellen Abtransport der Schadstoffe aus dem Körper.

Obst tut nicht nur dem Körper, sondern auch der Seele gut. Stillen Sie Ihren Heißhunger nach Süßem mit Bananen und süßem Obst wie Pfirsichen und Trauben. Der darin enthaltene Fruchtzucker beruhigt die Nerven, ohne den Darm zu belasten.

Wenn Sie Ihre Ernährung auf ballaststoffreichere Kost umstellen, dann achten Sie bitte darauf, möglichst viel zu trinken, denn sonst könnten sich Ihre Darmprobleme verschlimmern statt verbessern. Bei ungenügender Flüssigkeitszufuhr und gleichzeitig erhöhter Ballaststoffaufnahme verstopft der Darm. Auch Zucker und Weismehlprodukte vertragen sich nicht mit Ballaststoffen. Es kommt zu vermehrter Gasbildung. Blähungen und Verstopfung sind die Folge.

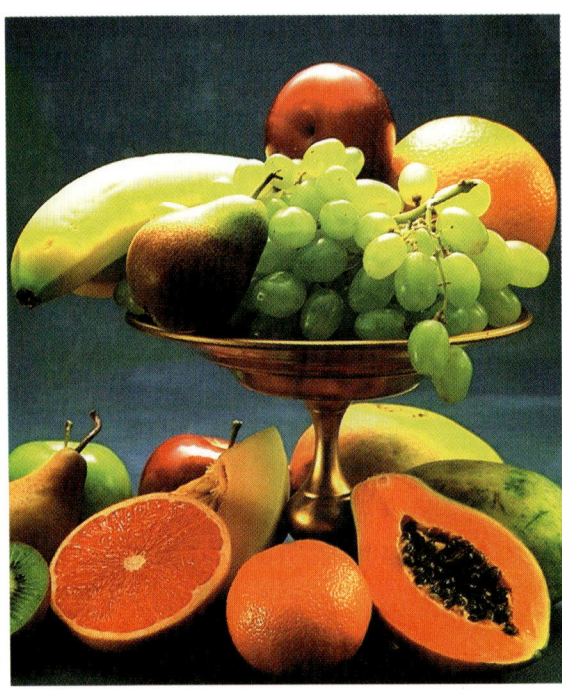

Die Anti-Zellulite-Diät

Die vorgestellten Rezepte sollen Ihnen Appetit auf eine gesunde Ernährung machen, die verschönt und schmeckt. Wenn Sie Ihre Ernährung auf diese Weise umstellen, versorgen Sie Ihre Haut mit allen wichtigen Nährstoffen und Mineralien. Der Stauungszustand im Gewebe wird behoben, der Körper entschlackt sich und Ihre Haut wird rosiger und glatter.

Suchen Sie sich die Gerichte aus, die für Sie am leichtesten nachzukochen sind und die Ihnen schmecken. Versuchen Sie sich langsam, aber konsequent, eine gesündere Lebensweise anzugewöhnen. Aber nehmen Sie auch kleine Sünden, wie Naschereien zwischendurch nicht allzu tragisch. Bestrafen Sie sich nicht dafür, sondern versuchen Sie vielmehr, ein entspanntes und genußvolles Verhältnis zu Ihrem Körper und Ihren Wünschen zu entwickeln. Wenn es Ihnen gelingt, Ihren Körper als etwas Schönes und Wertvolles zu empfinden, dem Sie gerne etwas Gutes tun möchten, indem Sie ihn gesund ernähren, dann sind Sie auf dem besten Weg.

Ausgewählte Rezepte mit Pfiff

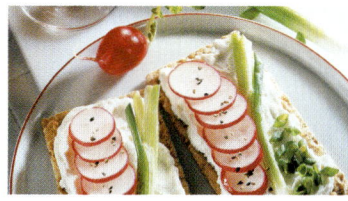
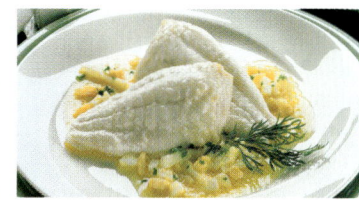
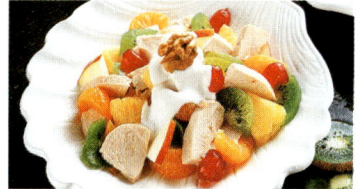
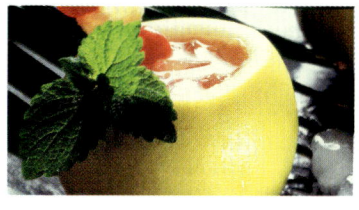

*Alle Rezepte
gelten für zwei
Personen.*

Frühstück

Früchtemüsli mit Pumpernickel

*2 Scheiben Pumpernickel, 2 EL
Haferflocken, 200 g frische Früchte (Erdbeeren, Pfirsiche, Bananen,
Birnen, Äpfel), 1 Becher Magerjoghurt, flüssiger Süßstoff*

Zubereitung:
*1. Pumpernickel zerbröseln und
mit den Haferflocken in einer
Pfanne kurz rösten. Vom Herd
nehmen und erkalten lassen.
2. Pumpernickel auf zwei Teller
verteilen, die Früchte leicht
unterheben und das Ganze
mit dem Joghurt übergießen.
Mit Süßstoff süßen.*

Müsli mit Trockenobst

*50 g gemischtes Trockenobst
(Datteln, Aprikosen, Äpfel und
Pflaumen), 100 ml Apfelsaft,
2 EL Haferflocken, 200 ml Buttermilch, flüssiger Süßstoff, Zitronensaft*

Zubereitung
*1. Das Trockenobst kleinschneiden und in eine Schüssel geben.
Mit dem Apfelsaft übergießen
und mindestens eine halbe
Stunde quellen lassen.
2. Anschließend die Haferflocken
unterheben und das Ganze in
zwei Schüsseln anrichten.
3. Die Buttermilch mit Süßstoff
und Zitronensaft abschmecken,
darübergießen, servieren.*

Radieschenbrot

*100 g Magerquark, Mineralwasser, Salz, Pfeffer, 2 Scheiben
Vollkornbrot, 1 Bund Radieschen, 1-2 EL Schnittlauchröllchen*

Zubereitung
*1. Magerquark in eine Schüssel
geben und mit Mineralwasser
aufschlagen, kräftig würzen.
2. Den Quark auf den Vollkornbrotscheiben verteilen und mit
den in Scheiben geschnittenen
Radieschen belegen, mit den
Schnittlauchröllchen bestreuen,
servieren.*

Hauptmahlzeit

Gemüsesuppe mit Reis

1-2 TL Butter, 1 Zwiebel, 400 g gem.
Gemüse (Karotten, Blumenkohl,
Bohnen, Lauch), 1/2 l Gemüsebrühe, Salz, Pfeffer, Muskat, 2 Port.
bißfest gek. Reis, 2 Port. Eierstich

Zubereitung:

1. Zwiebel feinhacken und in
Butter glasig schwitzen.
2. Gemüse putzen, klein schneiden, in der Gemüsebrühe 10-15
Min. köcheln lassen, würzen, Reis
und gewürfelten Eierstich unterheben, erhitzen und servieren.

Exotischer Geflügelsalat

100 g gek. Hähnchenbrustfilet,
1 Apfel, 1 Mandarine, 1 Scheibe
Ananas, 1 Kiwi, 4 Cocktailtoma-
ten, 1 Becher Joghurt, Zitronensaft, Worcestersauce, Salz, Pfeffer, Cayennepfeffer, Fünfgewürzpulver, flüssiger Süßstoff

Zubereitung:

1. Hähnchenbrustfilet , Obst
und Tomaten würfeln.
2. Joghurt glattrühren, mit
Zitronensaft, Worcestersauce,
Salz, Pfeffer, Cayennepfeffer,
Fünfgewürzpulver und Süßstoff
abschmecken,den Salat damit
anmachen und servieren.

Gefüllte Champignons

4 gr. Champignons, Zitronensaft,
1 EL Butter, 1 Knoblauchzehe,
1 Scheibe gek. Schinken, 1 Zwiebel, 1 Scheibe Weißbrot, Salz,
Pfeffer, je 1/2 TL Basilikum und
Oregano, 50 g geriebener Butter-
käse, 2-3 EL geh. Kräuter, 50 g
Feldsalat, Aceto balsamico,
Olivenöl, Zitronensaft

Zubereitung:

1. Champignons putzen, Strunk
herauslösen und fein hacken,
mit Zitronensaft beträufeln.

2. Knoblauchzehe und Zwiebel
hacken, Schinken würfeln und
in Butter glasig schwitzen.
3. Champignons, fein gewürfel-
tes Weißbrot dazugeben, kurz
mitschwitzen, mit Salz, Pfeffer, Basilikum und Oregano würzen.
4. Vom Herd nehmen, leicht
erkalten lassen, Käse einrühren
und die Kräuter dazugeben.
5. Die Masse in die Champignon-
köpfe füllen, in eine Auflaufform
geben, im auf 180-200 °C vorge-
heizten Ofen 10-15 Minuten garen.
6. Den Feldsalat waschen, anrichten, mit Aceto balsamico, Olivenöl und Zitronensaft beträufeln, salzen und pfeffern.
8. Die noch warmen Champig-
nonköpfe auf den Salat setzen
und sofort servieren.

Gemüseplatte mit Kräuterdip

100 g gek. Spargel, je 1 rote und
grüne Paprika, 2 Karotten, 1 Salatgurke, 1 Tomate, je 1 Handvoll Radieschen und Kräuter
(Pe-tersilie, Kresse, Estragon, Ker-
bel), 1 Zwiebel, 2-3 Knoblauch-
zehen, 1/2 Tasse Gemüsebrühe,
2-3 EL mittelscharfen Senf, Salz,
Pfeffer, Cayennepfeffer, flüssiger Süßstoff, Zitronensaft

Zubereitung:

1. Spargel waschen, halbieren
und anrichten, kleingeschnitte-
nes Gemüse dazugeben.
2. Für den Dip Kräuter waschen,
fein hacken. Zwiebel und Knoblauchzehe schälen, fein reiben.
3. Alles in eine Schüssel geben,
Gemüsebrühe und Senf unterrühren. Mit Salz, Pfeffer, Süßstoff und Zitronensaft abschmecken, in Schälchen füllen.

Schnelle Paella

1 EL Olivenöl, 200 g gek. Hähnchenfleisch, 1 Zwiebel, 1 Knoblauchzehe, 100 g Austernpilze
100 g Erbsen, 300 g bißfest

gegarter Reis, 1 Tasse Gemüsebrühe, Safran, Cayennepfeffer,
Salz, Pfeffer, 100 g gek. Meeresfrüchte, 100 g Kirschtomaten

Zubereitung:
1. Hähnchenfleisch wüfeln und
in Olivenöl anschwitzen.
2. Zwiebel und Knoblauchzehe
würfeln und kurz mitschwitzen.
3. Kleingeschnittene Austernpilze und Erbsen dazugeben, Reis
unterheben, Brühe angießen
und zum Kochen bringen, mit
Safran, Salz und Pfeffer würzen
und 5-6 Minuten kochen lassen.
4. Meeresfrüchte und gewürfel-
te Tomaten dazugeben und
weitere 5-6 Minuten garen,
abschmecken und servieren.

Früchtesalat

1 Kiwi, 100 g blaue Weintrau-
ben, 1 Scheibe Ananas, 1 Apfel,
1 Orange, 100 g Erdbeeren,
Zitronensaft, 1 Becher entrahmte Dickmilch, flüssiger Süßstoff

Zubereitung:
1. Obst waschen, schälen und
kleinschneiden, mit Zitronensaft
beträufeln.
2. Dickmilch glattrühren, mit
Zitronensaft und Süßstoff
abschmecken, über die Früchte
geben und sofort servieren.

Salat mit Fruchtdressing

200 g Mischsalat, 1 Salatgurke
1 Zwiebel, 100 g Cocktailtoma-
ten, 1 Handvoll Sprossen,
1 Becher Joghurt, Saft einer
Zitrone und einer Orange,
1-2 EL mittelscharfer Senf,
Salz, Pfeffer, Cayennepfeffer,
flüssiger Süßstoff

Zubereitung:
1. Salat, Tomate, Gurke und
Zwiebel waschen, schälen und
kleinschneiden, Sprossen dazugeben und alles vorsichtig vermischen.

2. Für das Dressing Joghurt
mit Senf, Zitronen- und Orangensaft in eine Schüssel geben
und glattrühren, mit Salz, Pfeffer und Süßstoff abschmecken,
den Salat damit anmachen, abschmecken und servieren.

Griechischer Bauernsalat

200 g gem. Blattsalate, 1 Zwiebel, je 1/2 rote, grüne und
gelbe Paprika, 2 Tomaten,
1 Salatgurke, Aceto balsamico,
Olivenöl, Salz, Pfeffer, 4 Pepe-
roni, 75 g Schafskäse, 1/2 Tasse
gem., geh. Kräuter

Zubereitung:
1. Salat in eine Schüssel geben.
Zwiebelringe, kleingeschnittene
Paprika, Tomate und Gurke
dazugeben, mit Aceto balsamico
und Olivenöl beträufeln, mit
Salz und Pfeffer würzen. Pepe-
roni und gewürfelten Schafskäse dazugeben. Mit feingehack-
ten Kräutern bestreuen, anrichten und servieren.

Schneller Geflügeltopf

100 g gek. Hühnerfleisch, 1 EL
Butter, 1 Zwiebel, 1 Bund Sup-
pengemüse, 1/2 l Gemüsebrühe,
250 g Mischgemüse, Salz
Pfeffer, Muskat, Cayennepfeffer,
Zitronensaft, Worcestersauce

Zubereitung:
1. Hühnerfleisch würfeln und
in der Butter kurz anschwitzen.
2. Zwiebel und Suppengemüse
putzen, kleinschneiden und
unter ständigem Rühren kurz
mitbraten.
3. Brühe angießen, zum Kochen
bringen und bei mäßiger Hitze
10 Minuten garen. Gemüse
dazugeben und weitere 6-8
Minuten garen, mit Salz, Pfeffer,
Muskat, Zitronensaft und Worcestersauce abschmecken.

■ Decken Sie
ihren Eiweiß- und
Kalziumbedarf
hauptsächlich mit
Joghurt, Quark,
Milch und
Gemüse, wie
Brokkoli, Spinat
und Porree.

■ Schränken Sie
Ihren Fettverzehr
generell ein.

■ Verwenden
Sie zum Braten
oder für Salate
nur kaltgepreßte
Pflanzenöle, wie
z.B. Oliven-,
Sonnenblumen-,
Distel-, und
Sesamöl. Diese
Öle enthalten die
gesunden mehr-
fach ungesättig-
ten Fettsäuren.

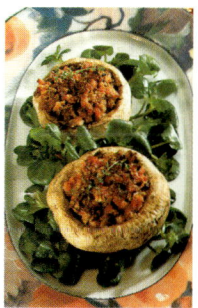

- **Meiden Sie Weißmehl-produkte.**

- **Achten Sie auf kurze Dünstungszeiten bei Gemüse, denn langes Kochen zerstört die Vitamine.**

- **Versuchen Sie nach 20 Uhr nichts mehr zu essen.**

- **Gehen Sie sehr sparsam mit Salz um.**

- **Verzichten Sie weitgehend auf Süßigkeiten.**

Roggensalat

50 g Roggen, 1/4 l Gemüse-brühe, 1 Staudensellerie, 1 rote Paprika, 1 Zwiebel, 1 Rettich, 200 g Mischsalat, Aceto balsamico, Olivenöl, 1 Becher Joghurt, Saft einer Orange, 1-2 EL mittelscharfen Senf, 1-2 EL ger. Sahnemeerrettich, Salz, Pfeffer, flüssiger Süßstoff

Zubereitung:

1. Roggenkörner in der Gemüse-brühe über Nacht quellen lassen. Dann in einen Topf geben und 30-40 Minuten bißfest garen.
2. Staudensellerie, Paprika, Zwiebel und Rettich putzen und kleinschneiden. Salat mit den restlichen Zutaten vermischen, mit Aceto balsamico und Olivenöl beträufeln.
3. Joghurt mit dem Orangensaft glattrühren, Senf und Sahnemeerrettich untermischen, mit Salz, Pfeffer und Süßstoff abschmecken, servieren.

Kalbfleischtopf

100 g Kalbfleisch, 1 EL Olivenöl, 1 Zwiebel, 1 Schuß Weißwein, 3/8 l Gemüsebrühe, 200 g Kartoffeln, 400 g Wirsing, Kümmelpulver, Koriander, Salz, Pfeffer, Zitronensaft, Worcestersauce, 1/2 Becher entrahmte Dickmilch, 1 Bund Schnittlauch

Zubereitung:

1. Kalbfleisch würfeln und in Olivenöl anbraten.
2. Zwiebel schälen, fein hacken, dazugeben, kurz mitbraten, mit Weißwein ablöschen, mit Brühe auffüllen und bei mäßiger Hitze 30 Minuten kochen lassen.
3. Kartoffeln schälen, würfeln, Wirsing kleinschneiden, beides zum Fleisch geben.
4. Mit Kümmel, Koriander, Salz, Pfeffer, Zitronensaft und Worcestersauce abschmecken, bei

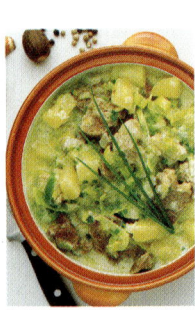

mäßiger Hitze weitere 15-20 Minuten garen, mit Dickmilch und Schnittlauch verfeinern, sofort servieren.

Frischer Blattsalat

200 Gramm Mischsalat (Batavia-, Frisèe-, Radicchio-, Eisberg-, Löwenzahnsalat), 1/2 Tasse Gemüsebrühe, 3-4 EL Aceto Balsamico, 1 EL Olivenöl, 1 Knoblauchzehe, 1 TL Salz, Pfeffer, flüssiger Süßstoff, 1 Tasse geröstete Brotwürfel

Zubereitung:

1. Salat waschen, zerpflücken und in eine Schüssel geben.
2. Gemüsebrühe mit Aceto balsamico und Olivenöl verrühren.
3. Knoblauchzehe fein hacken, mit Salz zu einer Paste zerreiben und unter das Dressing rühren, mit Salz, Pfeffer und Süßstoff abschmecken, Salat damit anmachen, mit Brotwürfeln bestreuen und sofort servieren.

Gemüse-Bohnen-Pfanne

1-2 TL Olivenöl, 2 Schalotten, 1 Knoblauchzehe, 1 grüne Paprika, 100 g Lauch, 300 g gek. Kartoffeln, 1 kl. Dose Kidneybohnen, 2 EL Tomatenmark, 1/8 l Gemüsebrühe, 2 Tomaten, 1 EL Kräuter der Provence, Salz, Pfeffer, Cayennepfeffer, 50 g Schafskäse

Zubereitung:

1. Zwiebel in Olivenöl glasig schwitzen. Fein gehackte Knoblauchzehe, kleingeschnittener Lauch und Paprika dazugeben und mitgaren.
2. Kartoffeln pellen, würfeln, mit den Kidneybohnen zum Gemüse geben und unter ständigem Rühren braten.
3. Tomatenmark einrühren, die Brühe angießen, enthäutete und geviertelte Tomaten dazugeben, mit den Kräutern der

Provence, Salz, Pfeffer und Cayennepfeffer kräftig abschmekken. Schafskäse würfeln, darüberstreuen und servieren.

Fischfilets mit Eisauce

2 Kabeljaufilets à 150 g, Zitronensaft, Worcestersauce, Salz, Pfeffer, 1/8 l Gemüsebrühe, 1 Schuß Weißwein, 1 hartgekochtes Ei, 2 EL Dickmilch, Johannisbrotkernmehl

Zubereitung:
1. Fischfilets mit Zitronensaft und Worcestersauce beträufeln, mit Salz und Pfeffer würzen und im Kühlschrank 10-15 Min. ziehen lassen.
2. Gemüsebrühe mit Weißwein erhitzen, mit Zitronensaft, Worcestersauce, Salz und Pfeffer abschmecken.
3. Fischfilets in den Sud legen und bei mäßiger Hitze 8-10 Min. garen, herausnehmen und warmstellen, das Ei pellen, fein hacken und mit der Dickmilch in die Sauce geben. Mit Safran abschmecken, mit Johannisbrotkernmehl binden.

Feine Hirsesuppe

1 EL Butter, 1 Zwiebel, 200 g Karotten, 1 St. Lauch, 1 Lorbeerblatt, 1 Zweig Rosmarin, 50 g Hirse, 1/2 l Gemüsebrühe, Salz, Pfeffer, Muskat, Cayennepfeffer

Zubereitung:
1. Die fein gehackte Zwiebel in Butter glasig schwitzen. Karotten und Lauch putzen, klein schneiden und kurz mitschwitzen. Hirse, Lorbeerblatt und Rosmarinzweig dazugeben.
2. Mit Gemüsebrühe auffüllen und zum Kochen bringen, bei mäßiger Hitze 12-15 Min. köcheln lassen.
3. Mit Salz, Pfeffer, Muskat, Cayennepfeffer und Zucker abschmecken, servieren.

Zwischenmahlzeit

Bananen-Erdbeer-Kefir

150 g frische Erdbeeren, Zitronensaft, flüssiger Süßstoff, Vanillearoma, 1 Banane, 1/2 l Kefir

Zubereitung:
1. Die Erdbeeren waschen, kleinschneiden, in eine Schüssel geben, mit Zitronensaft, Süßstoff und Vanillearoma beträufeln und im Kühlschrank 10-15 Minuten ziehen lassen, kleingeschnittene Banane dazugeben und mit dem Kefir im Mixer pürieren, mit den Erdbeeren vermischen und sofort servieren.

Grapefruitdrink

1/4 l Grapefruitsaft, 1 Tasse gemischte Früchte, 2 Portionen Eiswürfel, Mineralwasser

Zubereitung:
1. Grapefruitsaft mit den Früchten und den Eiswürfeln vermischen, in Gläser füllen, mit Mineralwasser auffüllen, servieren.

Beerenquark

200 g Magerquark, Mineralwasser, Saft von 1 Zitrone, flüssiger Süßstoff, 200 g frische Beeren

Zubereitung:
1. Magerquark in eine Schüssel geben, mit dem Mineralwasser und dem Zitronensaft glattrühren, Früchte unterrühren, süßen und servieren.

Muntermacher

1/4 l Gemüsesaft, Pfeffersauce, Muskat, Salz, Pfeffer, Mineralwasser

Zubereitung:
1. Gemüsesaft in ein Gefäß geben, mit der Pfeffersauce, Muskat, Salz und Pfeffer kräftig abschmecken in Gläser füllen und mit Mineralwasser auffüllen.

■ **Setzen Sie sich zum Essen an einen schön gedeckten Tisch. Essen Sie nicht in Eile, im Stehen oder Gehen.**

■ **Konzentrieren Sie sich auf Ihre Mahlzeiten.**

■ **Essen Sie nur, wenn Sie Hunger haben.**

■ **Zwingen Sie sich nicht, etwas zu essen, was Sie nicht mögen.**

■ **Genießen Sie Ihr Essen.**

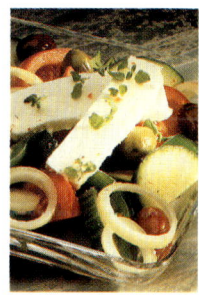

Das Anti-Zellulite-Sportprogramm

Neben der richtigen Ernährung ist ausreichende körperliche Bewegung ein Grundpfeiler im Kampf gegen die Zellulite. Mit dem richtigen Sportprogramm wird der Fettanteil im Körper reduziert, Schlacken werden vermehrt aus dem Bindehautgewebe abtransportiert und der Körper wird insgesamt straffer und fester. Vor allem fühlen Sie sich einfach besser!

Sport macht zusammen mit guten Freunden erst richtig Spaß – die positiven Wirkungen körperlicher Betätigung werden so auf einfache Art und Weise noch gesteigert.

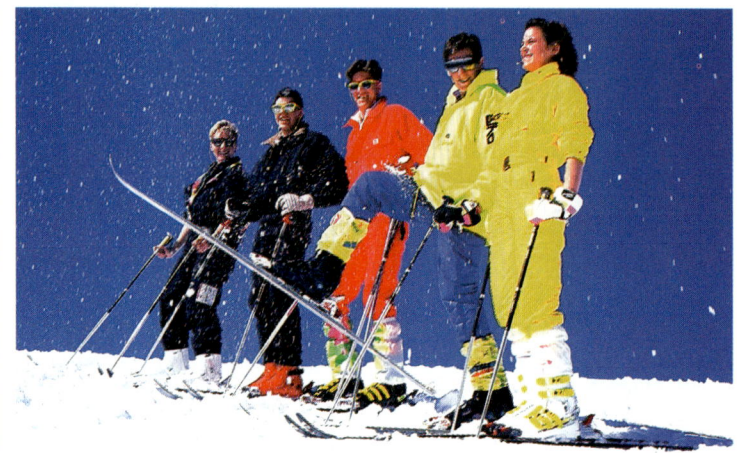

Den besten Trainingserfolg zur Verbesserung Ihrer Hautstruktur erreichen Sie, wenn Sie ausdauernde Sportarten mit gymnastischen Übungen kombinieren. Die konditionssteigernden Disziplinen wie Laufen, Schwimmen und Aerobic beschleunigen den Stoffwechsel und verbessern den Kreislauf. Dadurch wird eine optimale Versorgung des Körpers mit Sauerstoff und Nährstoffen geleistet und gleichzeitig der Abtransport von Schlacken verbessert. Gymnastische Übungen wie Callanetics und Bodyshaping stärken die für die Festigkeit des Körpers verantwortlichen Muskeln. Ein fester Po, ein flacher Bauch und eine straffe Taille sind das Ergebnis regelmäßigen und gezielten Trainings. Aber Muskeln geben nicht nur Form, sie verbrennen auch mehr Fett als untrainiertes Gewebe. Das hat zur Folge, daß die Haut besser mit Nährstoffen versorgt und das Gewebe insgesamt straffer und fester wird. Nicht trainierte Muskeln dagegen erschlaffen, der Körper verliert an Festigkeit, das Gewebe wird weich und lose, es entstehen „Dellen" und „Beulen", die sogenannte Zellulite.

Laufen, Schwimmen, Aerobic - Fitneß für eine schönere Haut

Wählen Sie unter den konditions- und kreislaufsteigernden Sportarten wie Schwimmen, Radfahren, Joggen, Gehen, Tanzen, Aerobic u.ä., diejenige Sportart aus, die Ihnen am meisten zusagt. So stellen Sie sicher, daß Sie Ihre guten Vorsätze nicht schon nach kurzer Zeit wieder aufgeben. Im übrigen wirkt eine mit Freude ausgeübte Tätigkeit zusätzlich wohltuend und belebend auf den ganzen Körper. Versuchen Sie, generell mehr Bewegung in Ihren Alltag zu bringen. Gehen Sie sooft wie möglich zu Fuß, legen Sie Ihre täglichen Wege mit dem Rad zurück, steigen Sie Treppen,

unternehmen Sie am Wochenende Spaziergänge. Jede körperliche Anstrengung verbessert die Durchblutung des gesamten Körpers. Schadstoffe werden vermehrt ausgeschwemmt, die Nähr- und Sauerstoffzufuhr wird verbessert. Regelmäßiges Training verschönert das gesamte Aussehen Ihrer Haut. Sie wird durch erhöhte Kollagenproduktion glatter, straffer und fester.

Fitneß ohne Quälerei
Beginnen Sie mit kurzen Trainingszeiten zwei- bis dreimal in der Woche und steigern Sie sich langsam. Folgen Sie Ihren Bedürfnissen. Wenn Sie lieber täglich fünf oder zehn Minuten Gymnastik machen möchten, statt zweimal die Woche fünf Kilometer zu joggen, dann tun Sie es. Zwingen Sie sich nicht zu einer Sportart, die Sie nicht mögen. Sie müssen auch keine sportlichen Höchstleistungen erbringen. Wichtig ist, daß Sie Ihren Sport regelmäßig ausüben. Lassen Sie sich nicht hetzen oder von vermeintlichen Schönheits- oder Fitneßidealen unter Druck setzen. Absolvieren Sie Ihre Übungen dann, wenn es Ihnen zeitlich am besten paßt.

Wenn Sie Frühaufsteher sind - am besten morgens vor dem Frühstück, oder aber nach Feierabend, in der Mittagspause, am Wochenende, oder wann immer Sie mögen.

Ihre Ausdauer wird belohnt

Überlisten Sie Ihren „inneren Schweinehund", indem Sie sich bei einem Fitneß-Studio, einer Gymnastikschule, einem Lauftreff oder Sportverein in Ihrer Nähe anmelden. Sport in

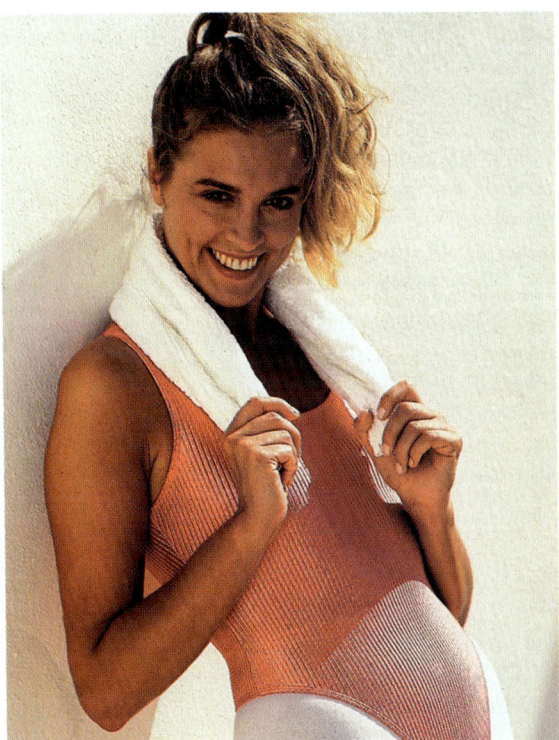

der Gruppe mit anderen erleichtert den Einstieg in eine Sportart, erhöht das Durchhaltevermögen und verschafft schnelle Erfolgserlebnisse schon am Ende der ersten durchgeschwitzten Stunde. Erwarten Sie nicht gleich Wunder. Ihre Zellulite wird nicht über Nacht verschwinden. Aber Ausdauer zahlt sich aus. Und auf lange Sicht wird sich Ihre Hautstruktur verbessern, sie wird straffer und fester. Wenn Sie es geschafft haben, Ihre Sportart in Ihren Alltag zu integrieren, wenn sie zu einem festen Bestandteil Ihres Lebens geworden ist, dann sind Sie auf dem besten Weg zu einem straffen und schönen Körper.

Ein straffer Körper durch gezielte Gymnastik

Mit speziellen gymnastischen Übungen, dem sogenannten „Bodyshaping", können Sie Ihren Körper gezielt in Form bringen. Ausgewählte Körperpartien wie Bauch, Beine und Po können isoliert trainiert, Fett kann gezielt ab- und Muskeln können konsequent aufgebaut werden. Die Übungen straffen das Gewebe und verschaffen dem Körper ein insgesamt schlankeres und sportlicheres Aussehen.

Darauf sollten Sie achten

■ Halten Sie während der gesamten Übungen Bauch und Po leicht angespannt.

■ Achten Sie darauf, daß Ihr Rücken immer gerade ist (Hohlkreuz und Buckel vermeiden).

■ Konzentrieren Sie sich auf die Bewegungsabläufe.

■ Atmen Sie gleichmäßig und ruhig, vermeiden Sie es, die Luft anzuhalten.

■ Folgen Sie genau den Anweisungen, denn „falsche Bewegungen" können leicht zu Verzerrungen führen und bewirken damit das Gegenteil von dem, was Sie bezwecken.

■ Das Bauchtraining kann, wenn es falsch ausgeführt wird, zu einer enormen Belastung für die Wirbelsäule werden. Achten Sie deshalb darauf, daß die Wirbelsäule während dieser Übungen immer fest auf dem Boden aufliegt.

Allgemeine Hinweise

Die vorgestellten Übungen können Sie problemlos zu Hause ausführen.
Sie brauchen dazu nur eine nicht zu weiche Unterlage, etwas Platz, Ruhe und ein wenig Ausdauer. Die Übungen eignen sich besonders gut für Anfänger mit Vorkenntnissen und Fortgeschrittene. Aber auch dann, wenn sie bisher über keine Erfahrung im gymnastischen Bereich verfügen, werden Sie dem nachfolgenden Trainingsprogramm folgen können, denn alle Übungen werden detailliert erklärt. Um dennoch eventuelle Verletzungsgefahren zu vermeiden, sollten Sie sich bei Unsicherheiten und Fragen an eine ausgebildete Gymnastiklehrerin wenden. Folgen Sie den Anweisungen und – ganz wichtig! – achten Sie darauf, daß Ihr Rücken nicht belastet wird. Die Übungen sollen Ihnen Lust auf Bewegung machen und Sie auch dazu anregen, zusätzlich eine Gymnastikstunde in einem Sportstudio zu besuchen.
Die beste Wirkung erzielen Sie, wenn Sie täglich etwa 10 Minuten morgens und abends, mindestens aber zweimal in der Woche trainieren.
Die vorgestellten Übungen stellen selbstverständlich nur eine Auswahl von vielen möglichen dar.

Das Anti-Zellulite-Trainingsprogramm für zu Hause

Aufwärmübungen

Beginnen Sie Ihr persönliches Gymnastikprogramm mit Dehnungen zum Aufwärmen der einzelnen Gliedmaßen. Bei diesen Übungen kommen Sie leicht ins Schwitzen und das, obwohl sie langsam und gleichmäßig ausgeführt werden. Und auch, wenn Sie wenig Zeit haben, sollten Sie gerade das Aufwärmtraining nicht ausfallen lassen, denn damit lockern Sie Ihre Muskeln und beugen Zerrungen vor.

Generell sollten Sie die Dehnübugen immer dann machen, wenn die Muskulatur zu erkalten droht oder Sie zu frösteln beginnen. Zum Abschluß des Trainings sollten Sie einige Dehnübungen aus der Aufwärmphase wiederholen. Das ist wichtig, denn dabei werden die Bänder gestreckt und die Muskeln zur Entspannung aufgedehnt.

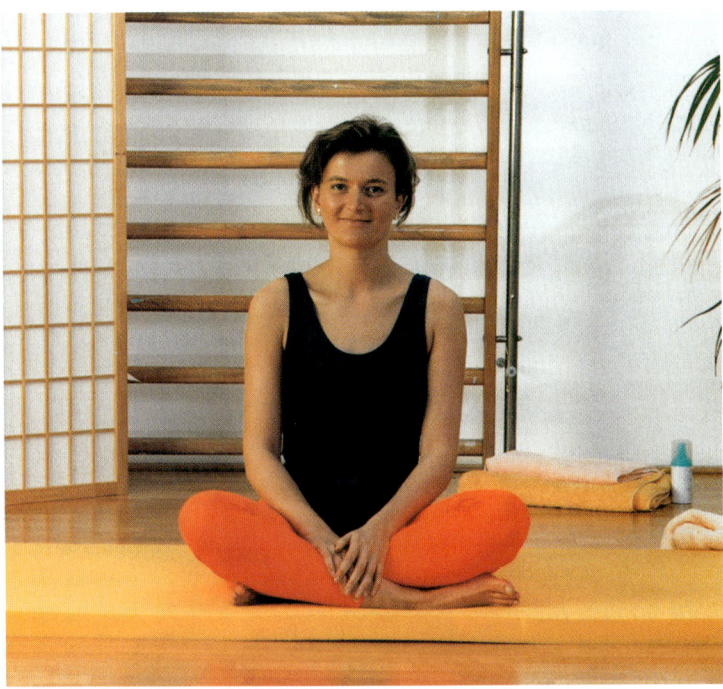

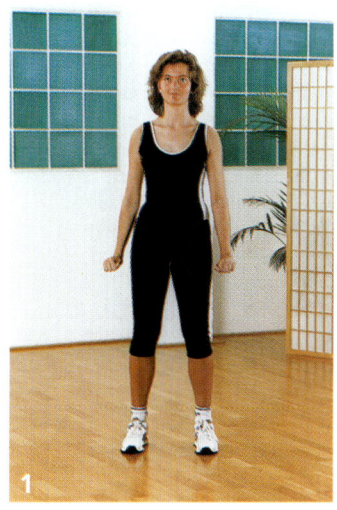

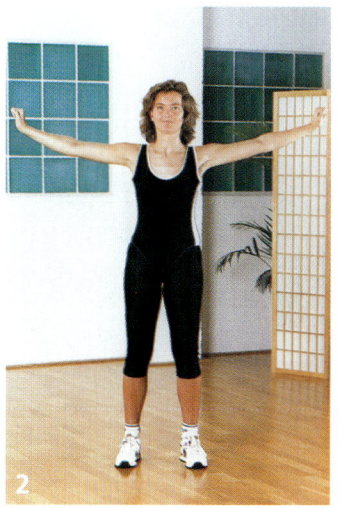

Strecken Sie die Arme durch und drücken Sie sie mit aller Kraft nach unten. Die Hände sind dabei zu Fäusten geschlossen. Spannen Sie die Armmuskeln an. Die Arme dürfen nicht locker durchhängen. (1)

Strecken Sie nun Ihre Arme in Schulterhöhe vom Körper weg. Wenden Sie soviel Kraft auf, als wenn Sie eine Wand wegdrücken wollten. Die Arme müssen eine Linie mit den Schultern bilden. (2)

Bringen Sie die Arme nun nach oben. Die Hände sind ausgestreckt. Die Handflächen zeigen nach innen. Ziehen Sie Ihre Arme mit aller Kraft nach oben. (3)

Beginnen Sie Ihr persönliches Sportprogramm mit der Dehnung der Arme. Stellen Sie sich dazu mit auf Schulterbreite gegrätschten Beinen aufrecht hin, die Knie sind leicht gebeugt, der Rücken ist gerade.

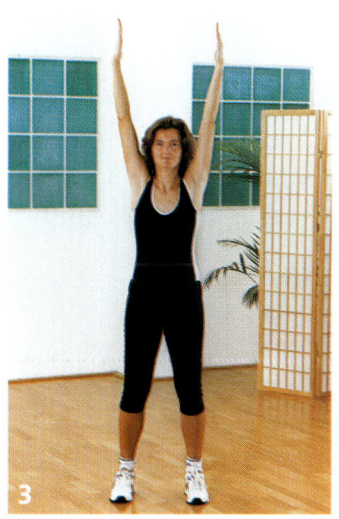

47

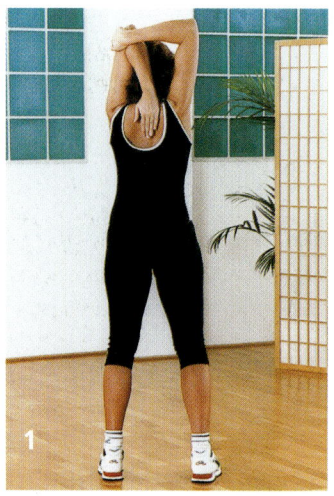

Nehmen Sie die Anfangsposition ein. Legen Sie Ihre linke Hand zwischen die Schulterblätter. Fassen Sie nun mit der rechten Hand den linken Oberarm und drücken ihn nach unten. Halten Sie diese Position und zählen Sie dabei bis fünf. Wiederholen Sie die Übung zweimal mit jedem Arm. Hierbei werden die Schultern und die Längsseite des Oberarms gedehnt. (1)

Die Dehnung der Schultern und Arme ist bei Verspannungen im Nacken- und Schulterbereich besonders wohltuend.

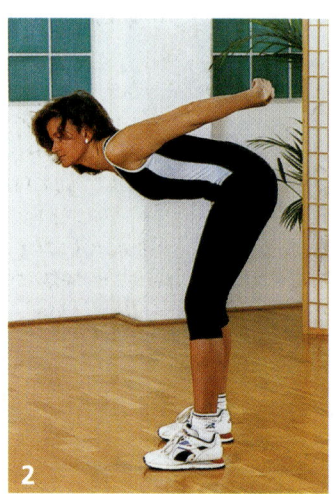

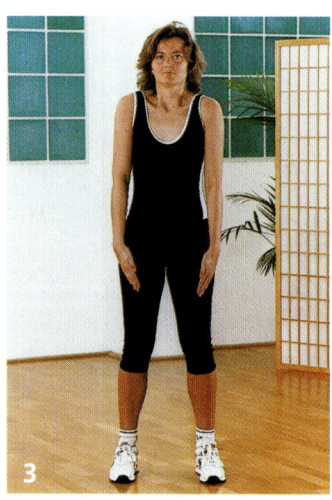

Beugen Sie den Oberkörper mit geradem Rücken vor. Strecken Sie die Arme nach hinten, die Hände greifen ineinander. Ziehen Sie nun die gestreckten Arme so weit wie möglich nach oben. Halten Sie die Position und zählen Sie bis dreißig. (2)

Zum Entspannen der Schultern nehmen Sie die Anfangsstellung ein. Kreisen Sie bei gestreckten Armen die Schultern. Der Kreis sollte dabei möglichst groß sein. (3)

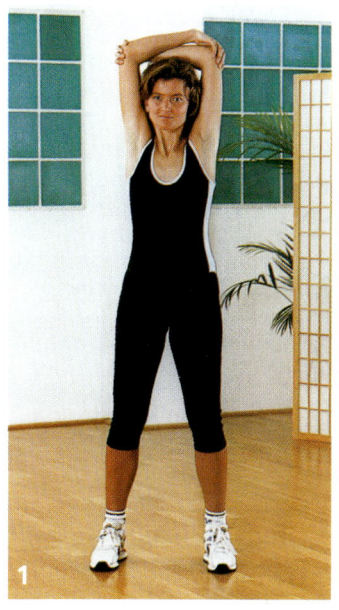

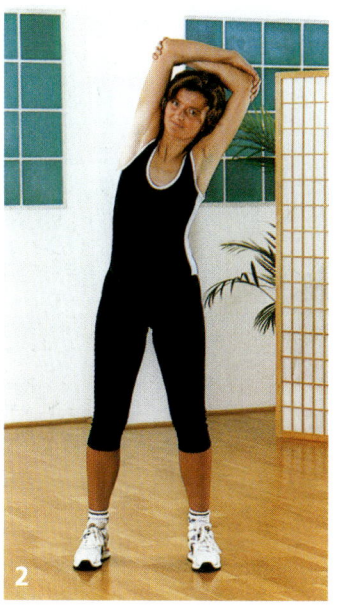

Setzen Sie Ihre Gymnastik nun mit Dehnungsübungen für den Oberkörper fort

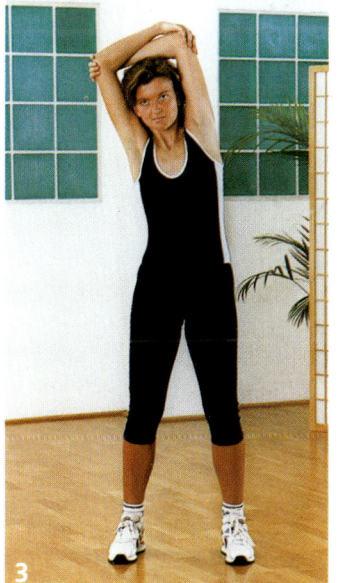

Stellen Sie sich aufrecht hin, die Knie sind leicht angewinkelt, Po und Bauch sind angespannt, der Rücken ist gerade. Verschränken Sie die Arme über ihrem Kopf ineinander. (1)

Beugen Sie nun Ihren Oberkörper nach rechts. Verbleiben Sie so lange wie möglich in dieser Position. Die Dehnung sollte in ihrer linken Körperseite zu spüren sein. Kopf, Arme und Oberkörper müssen eine Linie bilden. (2)

Wiederholen Sie die Übung mit der linken Körperseite. Dehnen Sie sich jeweils 5mal nach rechts und nach links. (3)

49

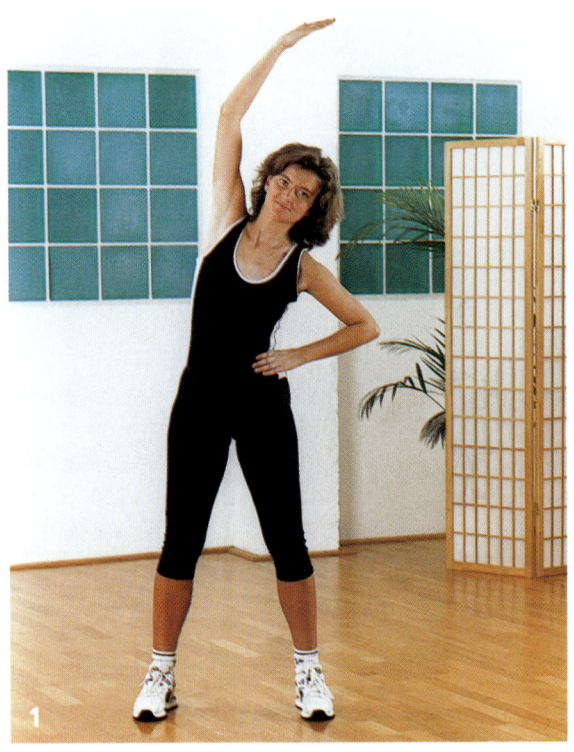

Gehen Sie in die Hocke und strecken Sie das rechte Bein mit durchgestrecktem Knie vor. Stützen Sie sich auf das linke Bein. Ziehen Sie nun die rechte Fußspitze zum Körper hin, so daß Sie eine Spannung im rechten Unterschenkel spüren. Das ganze Bein wird gestreckt, die Kniekehlen sind durchgedrückt. Sie erhöhen die Spannung, indem Sie das Bein so weit wie möglich nach vorne schieben. Halten Sie die Spannung und zählen Sie dabei bis zehn Wiederholen Sie die Übung mit dem anderen Bein. (2)

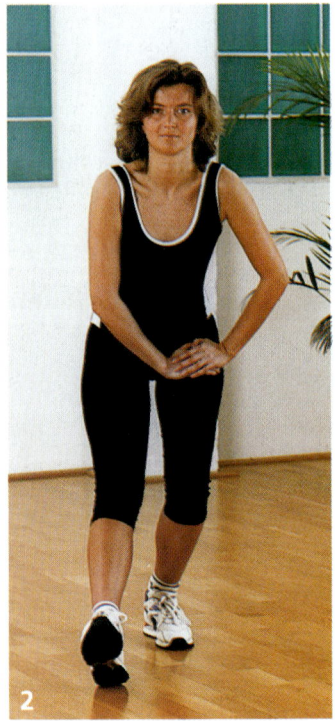

Stellen Sie sich mit leicht gegrätschten Beinen aufrecht hin. Greifen Sie nun zuerst mit der linken Hand in die Taille. Strecken Sie den rechten Arm seitlich hoch und beugen Sie sich mit dem ganzen Oberkörper nach links. Rechter Arm und rechte Körperseite müssen eine Linie bilden. Ziehen Sie den Oberkörper so weit wie möglich aus der Hüfte heraus. Achten Sie bei der ganzen Übung auf eine gerade Haltung. Dehnen Sie nun die andere Körperseite. Halten Sie die Dehnung so lange wie möglich. (1)

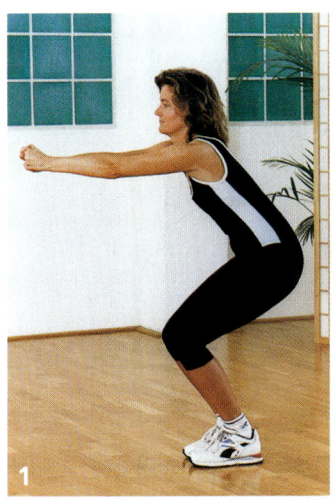

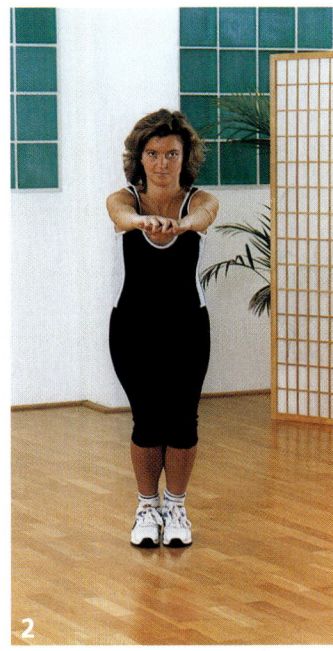

Gehen Sie so tief wie möglich in die Hocke. Die Beine sind geschlossen, die Arme in Schulterhöhe nach vorne gestreckt. Sie haben die richtige Position gefunden, wenn Sie ein Ziehen in den Oberschenkeln verspüren. Verbleiben Sie so lange wie möglich in dieser Position. (1 und 2)

Mit der Dehnung der Beine und anschließendem Strecken des gesamten Körpers beenden Sie die Aufwärmphase.

Schieben Sie das linke Bein nach vorne, beugen Sie das Knie und stützen Sie sich auf dem linken Oberschenkel ab. Strecken Sie das rechte Bein mit durchgestrecktem Knie so weit wie möglich nach hinten. Achten Sie darauf, daß Ihr Oberkörper gerade bleibt. Das ganze Gewicht ruht auf dem gebeugten linken Bein. Halten Sie die Dehnung so lange wie möglich.Wiederholen Sie die Übung anschließend mit dem anderen Bein und zählen Sie jeweils bis zehn. (3)

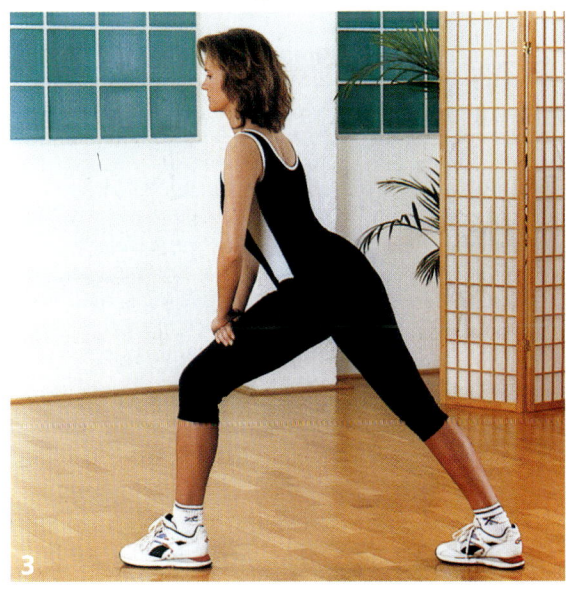

51

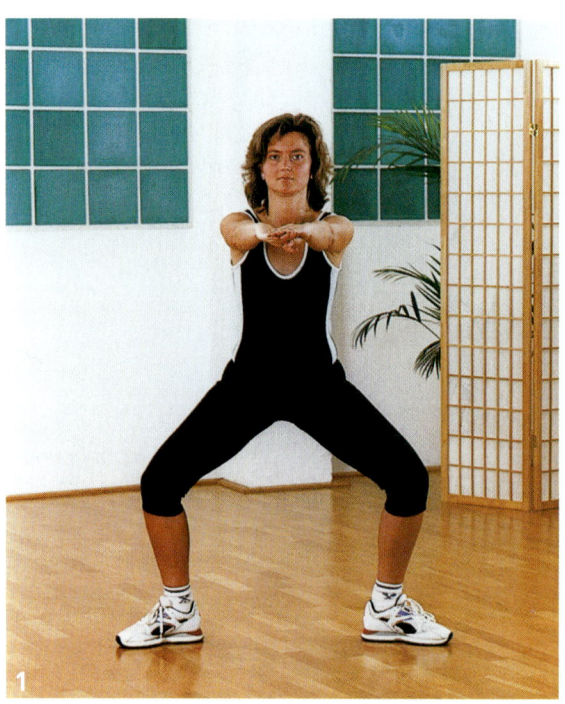

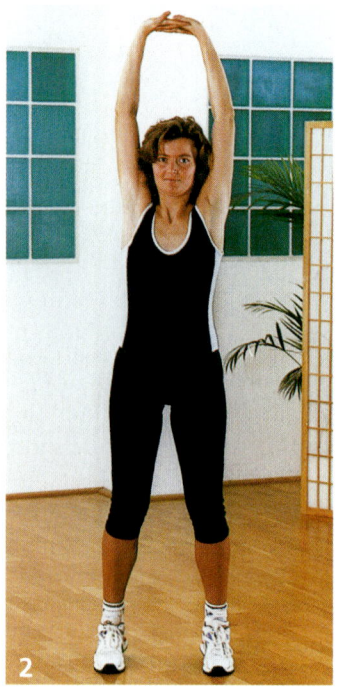

*Mit der Schluß-
dehnung wird der
ganze Körper
noch einmal in
seiner ganzen
Länge gestreckt.
Danach sind sie
optimal für die
anschließende
Stärkungsgymna-
stik vorbereitet.*

*Grätschen Sie die Beine. Stellen
Sie die Füße seitlich auf. Die
Knie sollten mit den Fußspitzen
eine Linie bilden. Achten Sie
auf einen geraden Rücken,
spannen Sie den Po an und
strecken Sie die Arme in Schulterhöhe vor. Versuchen Sie, den
Po so weit wie möglich zu senken. Halten Sie die Grätsche so
lange wie möglich. Bei richtig
ausgeführter Übung werden
Sie ein Ziehen in den Oberschenkeln spüren. (1)*

*Stellen Sie sich mit lockeren
Knien aufrecht hin und
strecken sie die Arme mit
gefaßten Händen nach oben.
Die Handflächen zeigen nach
außen. Strecken Sie Ihren
ganzen Körper so weit wie
möglich, so als wollte sie
jemand nach oben ziehen. (2)*

Stellen Sie sich mit leicht gegrätschten Beinen aufrecht hin. Po und Bauch sind angespannt. Strecken Sie nun die die Arme durch. Die Hände sind zu Fäusten geballt und zeigen nach außen. (1)

Spannen Sie nun die Armmuskeln an und beugen und strecken Sie langsam die Unterarme. Die Übung sollte mit Kraft, nicht mit Schwung ausgeführt werden. (2 und 3)

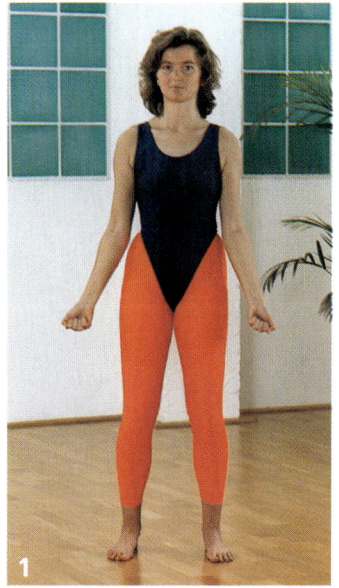

Die folgenden Übungen stärken die Armmuskulatur und beugen der Bildung von Zellulite in diesem Bereich vor.

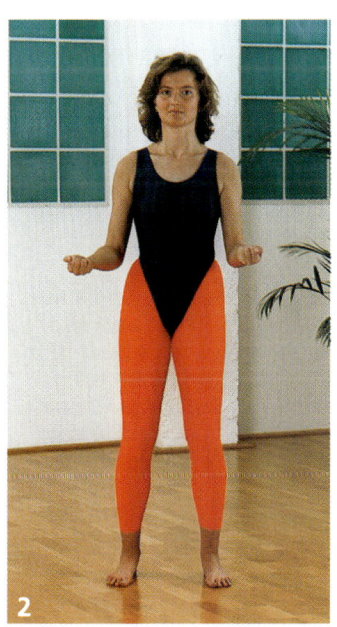

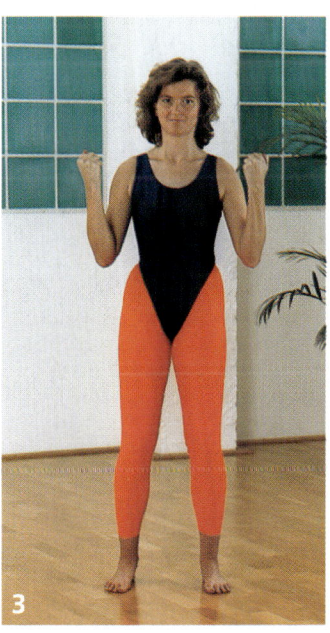

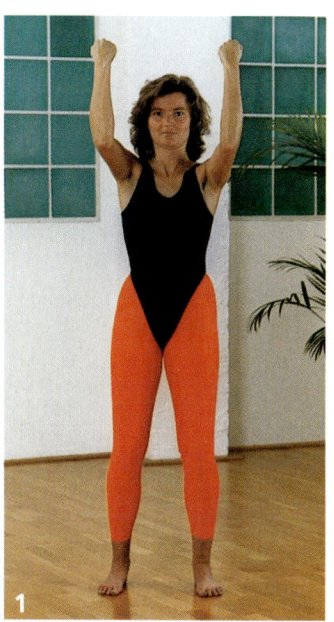

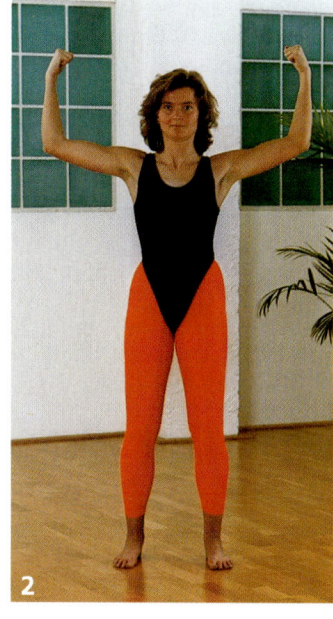

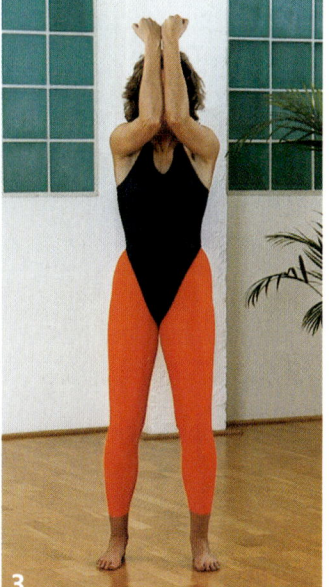

Winkeln Sie die Arme im rechten Winkel auf Schulterhöhe an. Die Arme und der ganze Körper sind angespannt, die Hände sind zu Fäusten geballt. Die Arme verbleiben während der gesamten Übung in Schulterhöhe. (1 und 2)

Führen Sie nun die Unterarme ganz langsam und mit viel Spannung vor dem Gesicht zusammen, als ob Sie einen schweren Gegenstand zusammendrücken wollten. Wiederholen Sie die Übung fünfmal. (3)

54

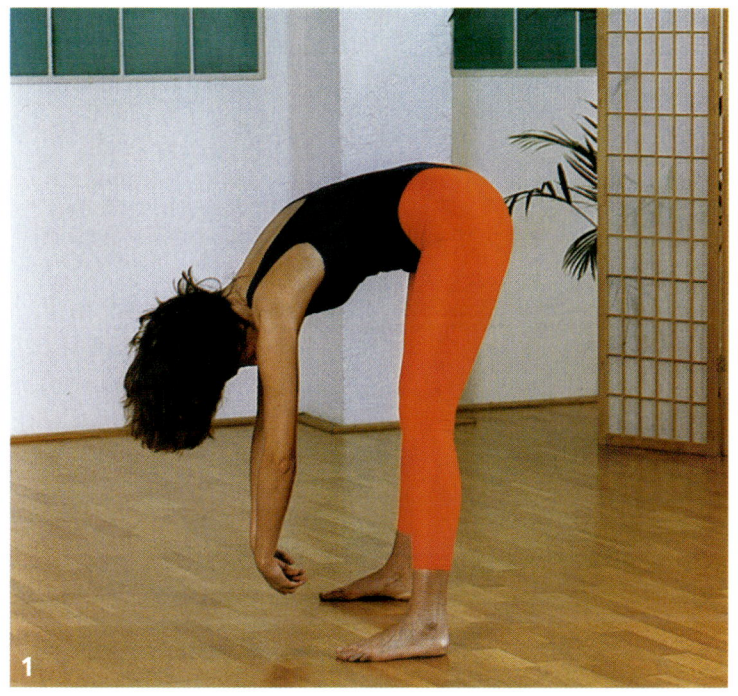

*Schütteln Sie nun
zum Schluß des
Armtrainings die
Arme locker aus.*

*Schütteln Sie die Arme zur
Lockerung aus. Beugen Sie
dabei Ihren Oberkörper vor
und lassen Sie die Arme
baumeln. (1)
Diese Übung ist sehr leicht auszuführen und hat eine sehr
entspannende Wirkung für den
ganzen Körper. Sie eignet sich
deshalb auch hervorragend zur
Regeneration zwischendurch,
in der Mittagspause, nach Feierabend, oder immer dann,
wenn Sie sich verspannt und
gestreßt fühlen und sich gerne
einmal so richtig „durchhängen
lassen" möchten.*

*Wenn Sie diese Etappe Ihres
Gymnastikprogramms hinter
sich gebracht haben, ist Ihr
Körper wohlig aufgewärmt
und entspannt.
Sie können nun mit dem
Training von Beinen und Po
beginnen. Oberschenkel und
Po sind die klassischen Pro-
blemzonen des weiblichen
Körpers. Hier entsteht die
Zellulite am schnellsten. Umso
wichtiger und effektiver ist
eine muskelaufbauende Gym-
nastik, die besonders diese
Körperpartien trainiert.*

Legen Sie sich seitlich auf eine bequeme, nicht zu weiche Matte und stützen Sie den Kopf mit der rechten Hand bei aufliegendem Oberarm ab. Die linke Hand liegt stabilisierend vor dem Oberkörper. Beine und Füße sind gestreckt, der Po ist angespannt und der Bauch eingezogen. (1)

Heben Sie nun das rechte Bein unter Anspannung der Oberschenkelmuskulatur so weit wie möglich gestreckt nach oben. Legen Sie das Bein beim Senken nicht ab. Wiederholen Sie die Bewegung bis zu 10mal. Legen Sie sich dann auf die andere Seite und wiederholen Sie die Übung mit dem anderen Bein. (2)

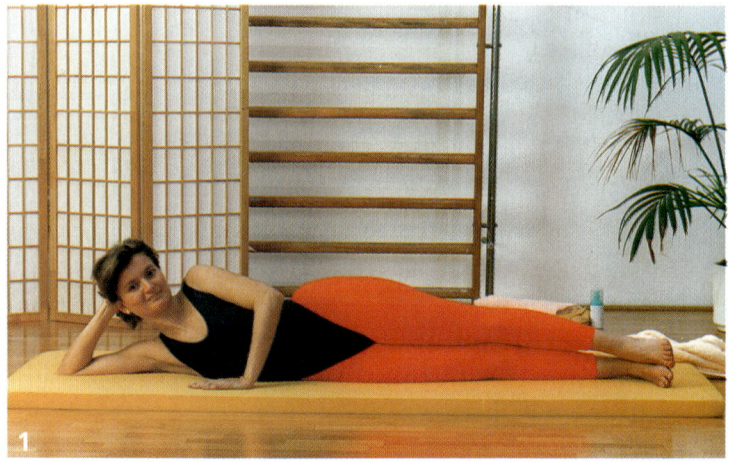

Setzen Sie die Gymnastik nun mit dem Training der Beinmuskulatur fort

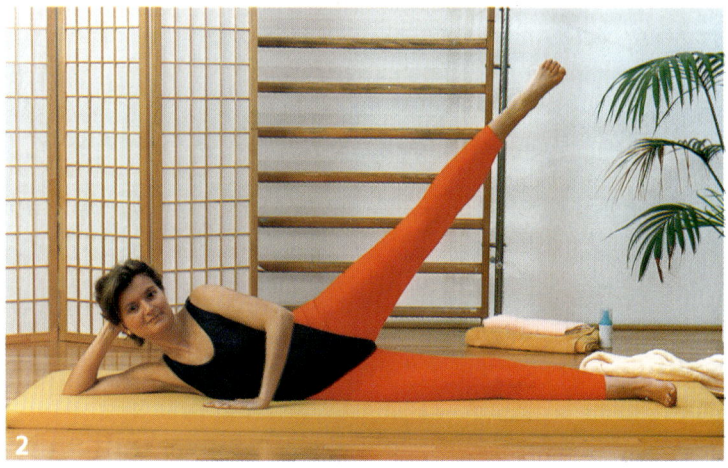

56

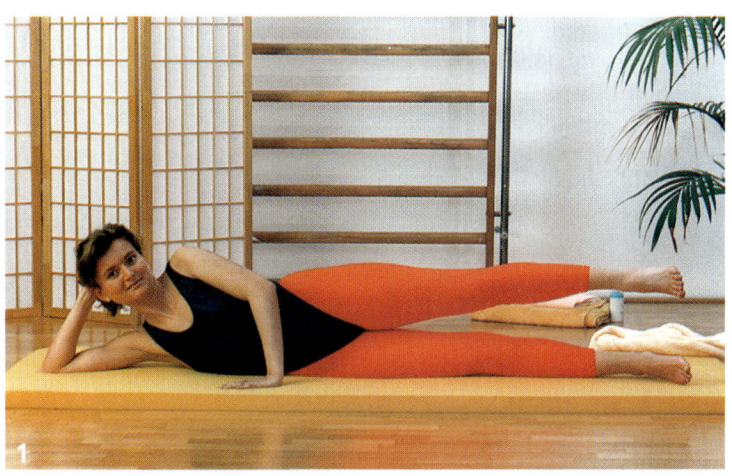

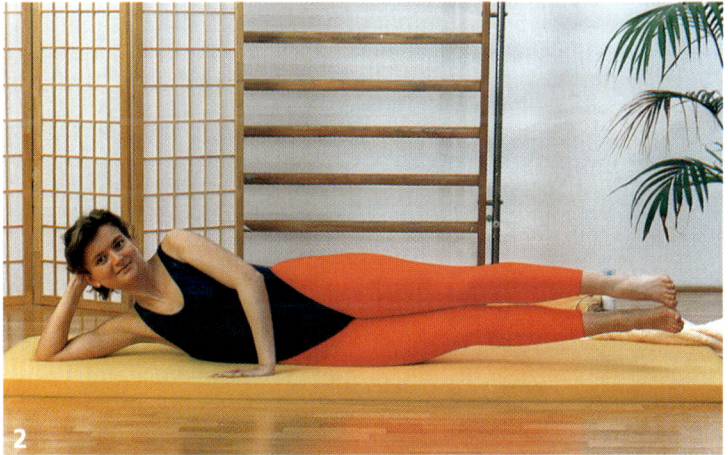

Nehmen Sie wieder die seitlich liegende Ausgangsposition ein. Heben Sie das linke Bein leicht an. (1)

Versuchen Sie nun, das rechte an das linke Bein heranzuführen, ohne die Körperspannung aufzugeben. Versuchen Sie, auch das untere Bein mehrere Sekunden oben zu halten. Wiederholen Sie die Übung mehrmals und versuchen Sie dabei, das untere Bein nicht abzulegen. Drehen Sie sich dann wieder auf die andere Seite und setzen Sie die Übung anschließend mit dem rechten Bein fort. (2)

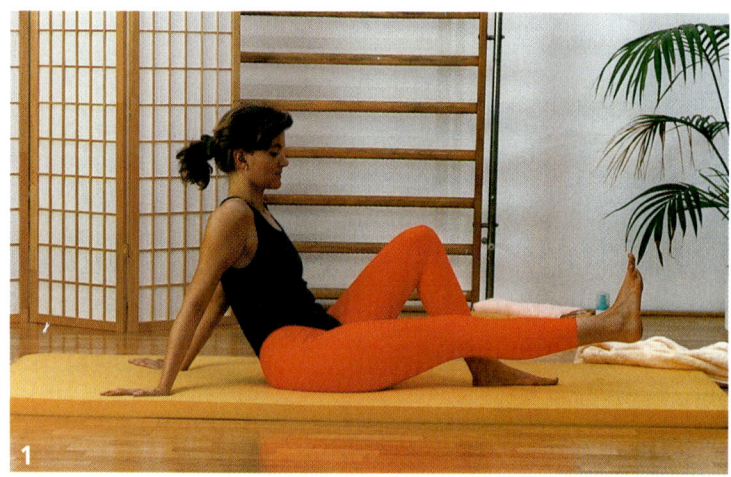

Setzen Sie sich mit ausgestreckten Beinen auf den Boden. Die Arme stützen den Körper von hinten ab. Ein Bein ist angewinkelt, das andere ausgestreckt. Ziehen Sie die Fußspitze zum Körper hin. (1)

Heben und senken Sie das ausgestreckte Bein, ohne es zwischendurch abzulegen. Die Bewegung sollte langsam und gleichmäßig ausgeführt werden. Achten Sie auf einen geraden Rücken. Wiederholen Sie die Übung 10mal pro Bein. (2)

Bei Rückenproblemen, sollten Sie sich bei dieser Übung mit den Ellenbogen statt mit den Händen abstützen.

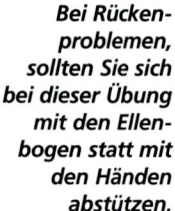

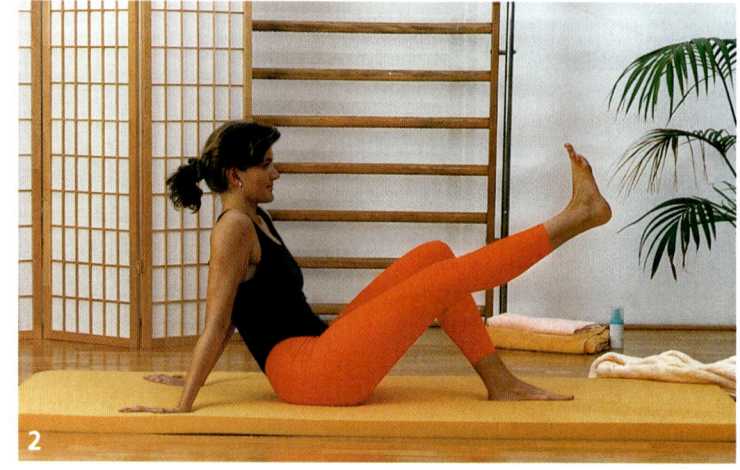

58

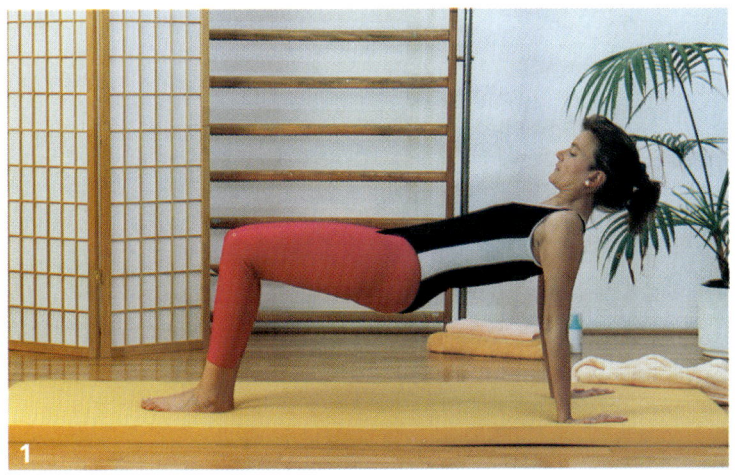

Legen Sie sich mit angewinkelten Beinen auf den Rücken. Legen Sie die Arme neben dem Körper ab und heben Sie Po und Becken. Oberschenkel, Po und Oberkörper sollten möglichst eine Linie bilden. Atmen nicht vergessen! (1)

Heben Sie nun das gestreckte rechte Bein nach oben und senken Sie es anschließend bis zur Höhe des aufgestellten Beins. Po und Bauch bleiben während der gesamten Übung angespannt. Wiederholen Sie die Übung 10mal pro Bein. (2)

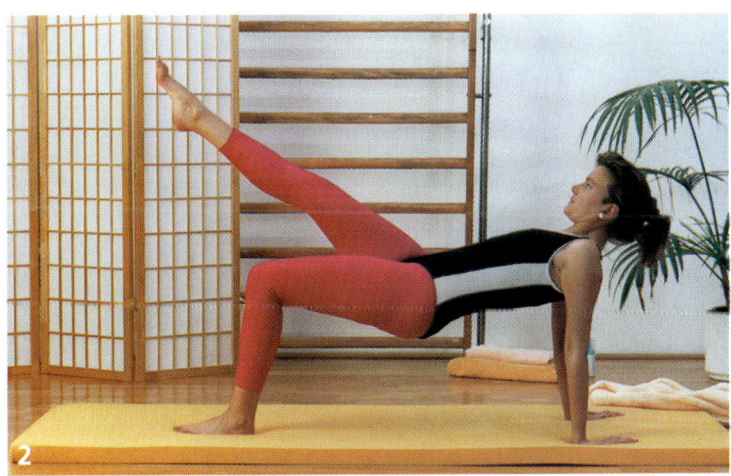

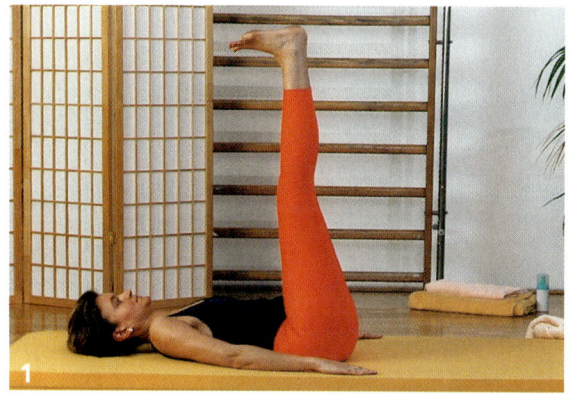

Sie liegen mit dem Rücken auf der Matte. Kopf, Oberkörper und Arme liegen auf. Die Beine sind senkrecht nach oben gestreckt. Die Fußsohlen zeigen zur Decke. (1)

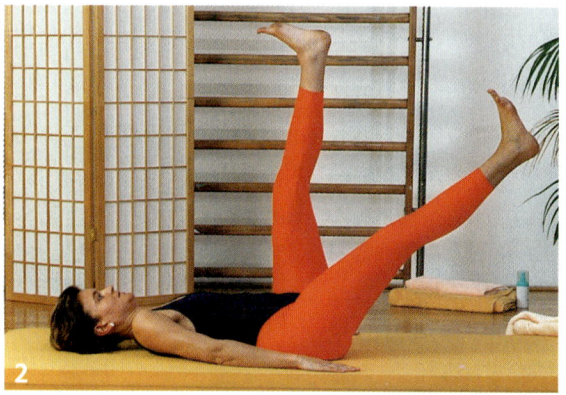

Das linke Bein bleibt gestreckt oben, während das rechte Bein langsam nach unten geführt wird. Verharren Sie mit dem Bein mehrere Zentimeter über dem Boden und führen Sie es dann langsam wieder nach oben zur Ausgangsposition. (2 und 3)

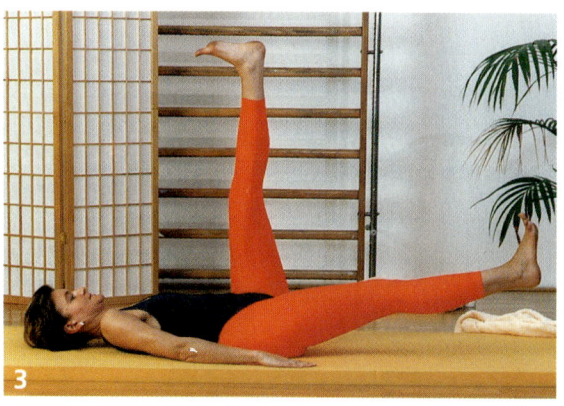

Achten Sie darauf, daß der untere Rücken fest auf der Matte aufliegt und während der Übung kein Hohlkreuz entsteht. Spannen Sie dazu den Bauch an. Diese Übung ist sehr anstrengend für Beine und Bauch, deshalb sind viele Wiederholungen für den Anfang nicht zu empfehlen. Achten Sie lieber darauf, die Übung richtig und konzentriert auszuführen - denken Sie an Ihre Atmung!

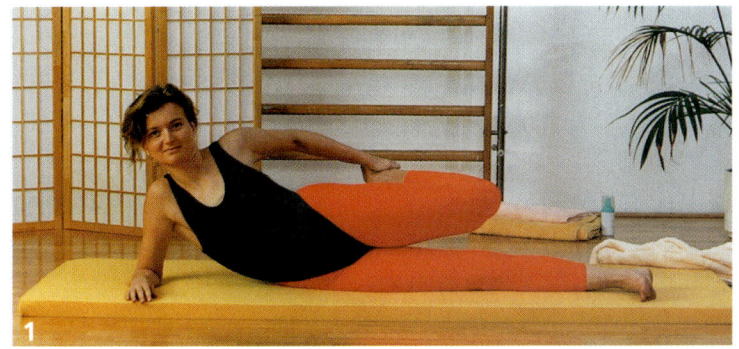

Mit diesen Übungen entspannen Sie die Beinmuskulatur und wirken damit einer Übersäuerung entgegen.

Legen Sie sich jetzt wieder seitlich auf die Matte. Der Oberkörper wird durch den rechten Arm abgestützt. Ziehen Sie nun mit dem anderen Arm den linken Unterschenkel zum linken Oberschenkel hoch. Dabei müssen Po und Bauch angespannt sein, damit kein Hohlkreuz entsteht. (1)

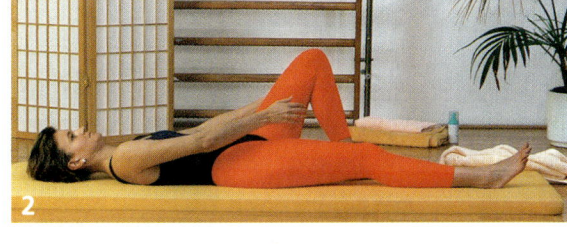

Sie liegen mit dem Rücken auf der Matte. Die Beine sind langgestreckt. Ziehen Sie nun den linken Oberschenkel mit beiden Händen an den Körper heran. (2 und 3)

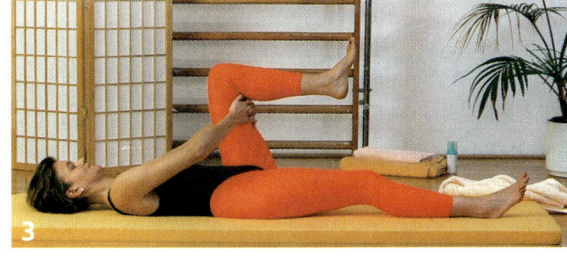

Strecken Sie dann langsam den Unterschenkel nach oben. Die Fußsohlen zeigen zur Decke. Halten Sie die Position. Zählen Sie bis 30. Wiederholen Sie die Übung mit dem rechten Bein. (4)

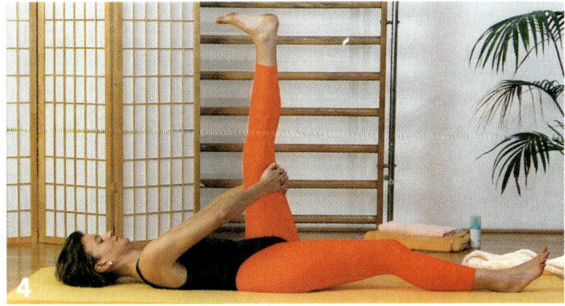

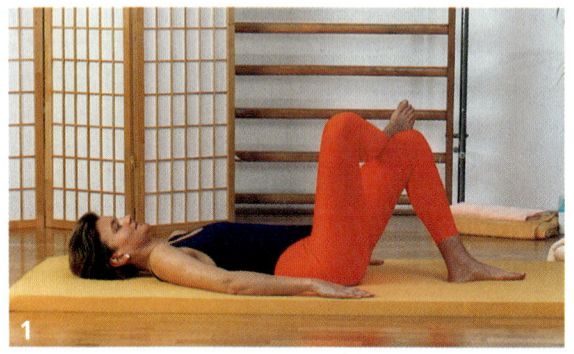

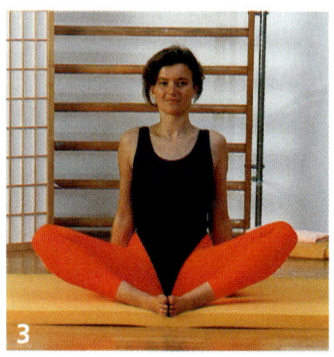

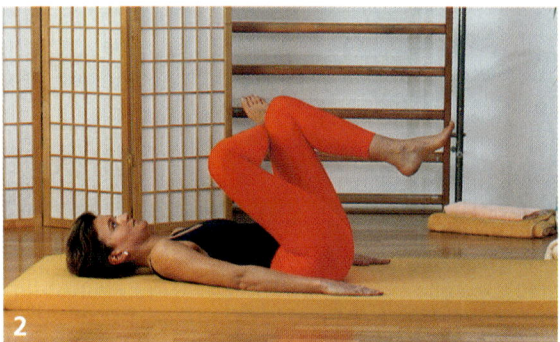

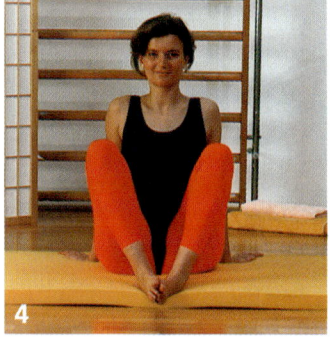

Bleiben Sie mit dem Rücken auf der Matte liegen. Die Arme befinden sich ausgestreckt seitlich neben dem Oberkörper. Die Hände liegen auf. Die Beine sind angewinkelt. Legen Sie nun die rechte Wade kurz oberhalb des linken Knies ab. (1)

Ziehen Sie jetzt das linke Bein an den Körper heran, so daß der rechte Oberschenkel gedehnt wird. (2)

Mit der folgenden Übung dehnen Sie die Oberschenkelinnenseiten. Setzen Sie sich in den Lotussitz. Die Arme stützen den Körper von hinten ab. Die Fußflächen berühren sich. Öffnen und schließen Sie nun die Beine wie in der Abbildung und achten Sie während der gesamten Übung darauf, daß Ihr Rücken immer gerade und der Bauch angespannt ist. (3 und 4)

Auch bei den folgenden Übungen arbeiten Sie mit der Gymnastikmatte. Gehen Sie zuerst in den Vierfüßlerstand. Winkeln Sie die Ellbogen an und stützen Sie sich vorne ab. Der Nacken bildet eine Linie mit dem Rücken, der Bauch ist angespannt. (1)

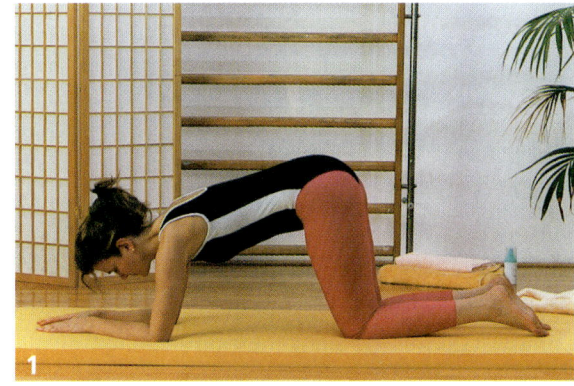

Heben Sie das angewinkelte Bein in Hüfthöhe hoch. Die Fußsohle zeigt zur Decke. Führen Sie die Bewegung aus den Gesäßmuskeln heraus aus. Heben Sie nun unter Anspannung der Pomuskeln das Bein in kleinen Bewegungen nach oben. Versuchen Sie, das Knie etwa in Pohöhe zu bringen, nicht höher. Zählen Sie bis 30 und wiederholen Sie die Übung mit dem anderen Bein. (2)

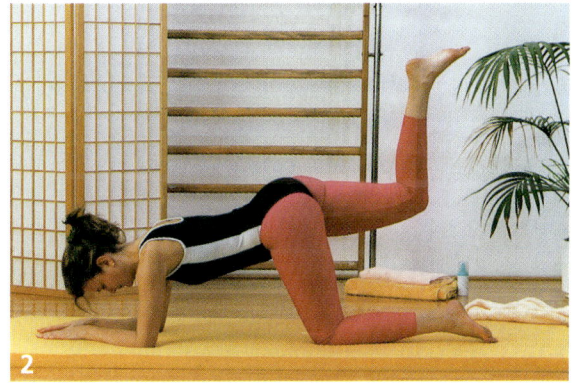

Kehren Sie in die Ausgangsposition zurück. Heben Sie das linke angewinkelte Bein wie in der vorigen Übung in Hüfthöhe hoch. Strecken und beugen Sie nun im Wechsel den Unterschenkel. Das Gewicht ruht auf den Ellenbogen. Wiederholen Sie die Übung mit jedem Beim je zweimal. (3)

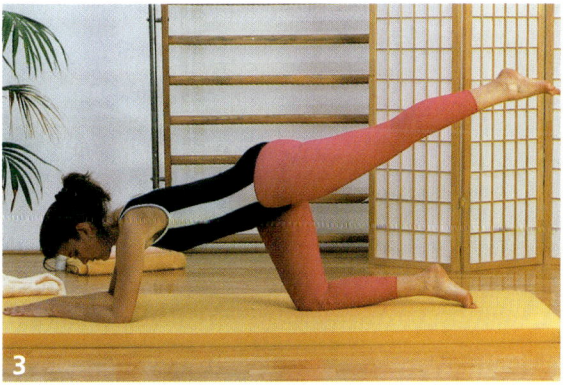

Auch ein schöner straffer Po ist meist das Resultat harter Arbeit. Die ausgewählten Übungen sind nicht allzu anstrengend, dafür aber sehr erfolgversprechend.

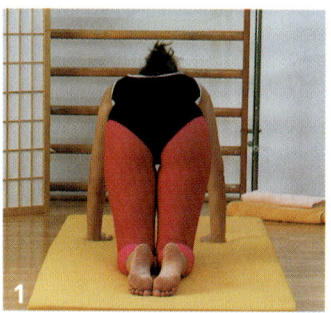

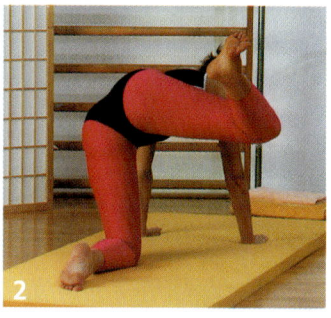

Gehen Sie wieder in den Vierfüßlerstand und bringen Sie das rechte Bein seitlich bis etwa zur Hüfte in die Höhe.

Verharren Sie einige Sekunden in der Position. Wiederholen Sie die Übung 30mal je Bein. (1 und 2)

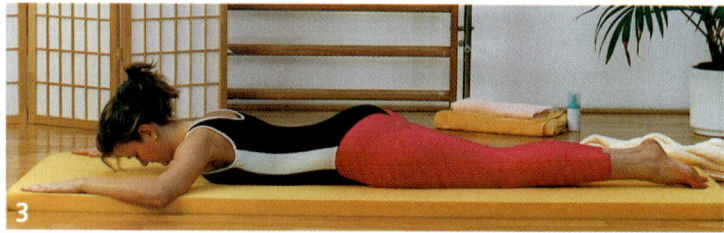

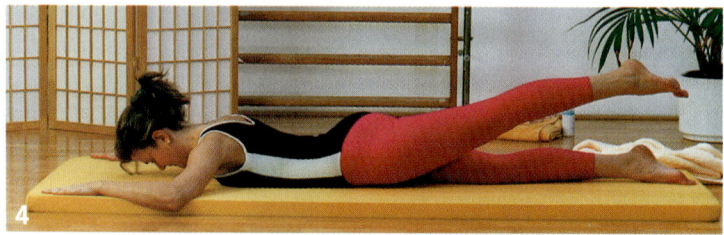

Legen Sie sich mit dem Bauch flach auf die Matte. Die Arme befinden sich seitlich neben dem Kopf. Die Beine sind geschlossen, die Füße durchgestreckt. Heben Sie nun abwechselnd das rechte und das linke Bein unter Einsatz der Gesäßmuskulatur so weit

wie möglich gerade nach oben. Die ganze Kraft der Bewegung muß vom Po ausgehen. Keinesfalls darf der Rücken belastet werden. Achten Sie deshalb darauf, daß Bauch und Hüfte während der gesamten Übung fest auf dem Boden liegen. (3 und 4)

Legen Sie sich wieder mit angewinkelten Beinen auf den Rücken. Die Arme liegen seitlich neben dem Körper. Denken Sie bei den folgenden Übungen wieder daran, tief ein- und auszuatmen. (1)

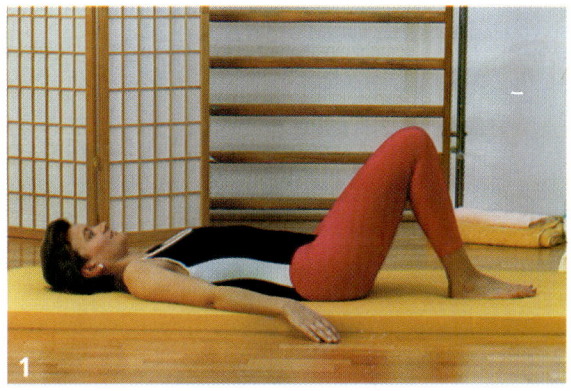

Spannen Sie nun den Po fest an und heben Sie ihn vom Boden ab. Bleiben Sie einige Sekunden in der Position und spannen Sie die Pobacken noch fester an. Senken Sie anschließend das Gesäß unter Beibehaltung der Muskelspannung bis kurz über dem Boden. Halten Sie während der ganzen Übung Bauch und Po angespannt. Wiederholen Sie die Übung zehnmal. (2)

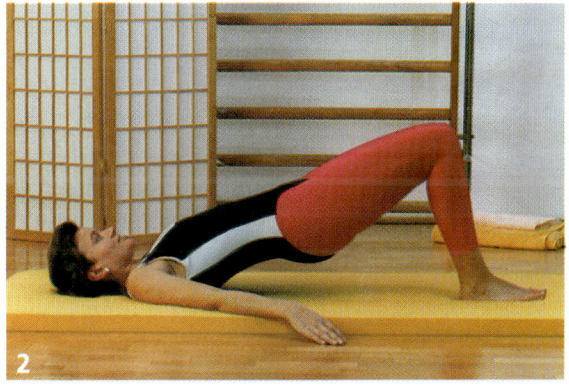

Legen Sie sich auf den Rücken und ziehen Sie die angewinkelten Beine mit beiden Händen so nah wie möglich an. Lendenwirbel und Rücken liegen fest auf dem Boden auf. Mit dieser Übung dehnen Sie das Gesäß und die äußere Oberschenkelmuskulatur.

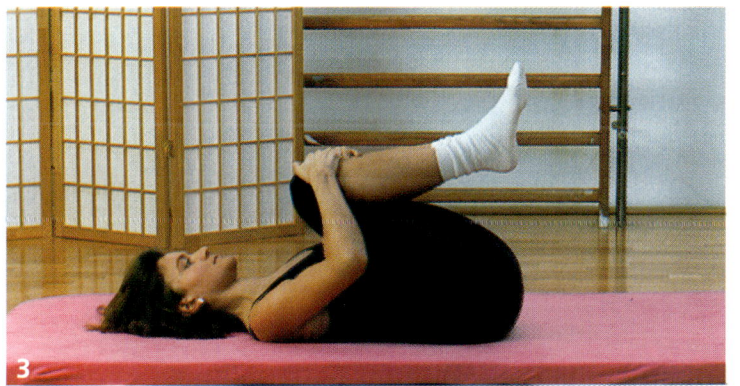

Eine Übung zur Entspannung des Pos

Das Bauchtraining kann leicht „in den Rücken" gehen, deshalb werden hier nur besonders rückenschonende Bauchübungen gezeigt.

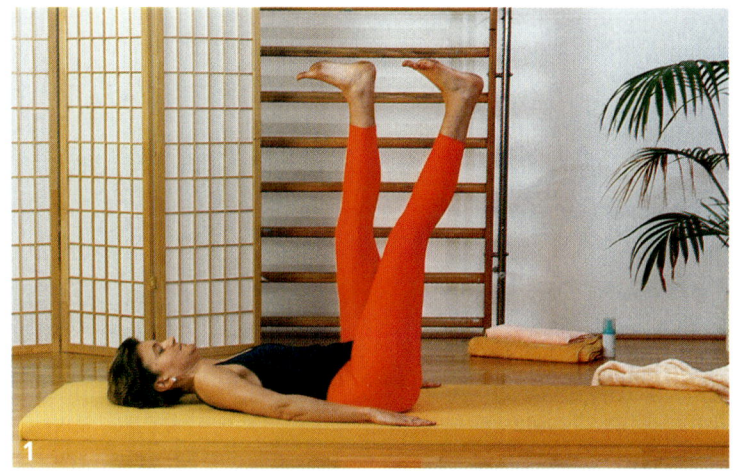

Sie liegen mit dem Rücken auf dem Boden. Die Beine sind senkrecht nach oben gestreckt. Die Fußsohlen zeigen zur Decke. Das linke Bein bleibt gestreckt oben. Führen Sie dann sehr langsam das rechte Bein nach unten. Legen Sie das Bein nicht ab, und be- ginnen Sie wieder von vorne. Spannen Sie den Bauch an und drücken Sie den Rücken fest auf den Boden.
Üben Sie dann auch mit dem anderen Bein. Achten Sie darauf, kein Hohlkreuz zu machen. (1 und 2)

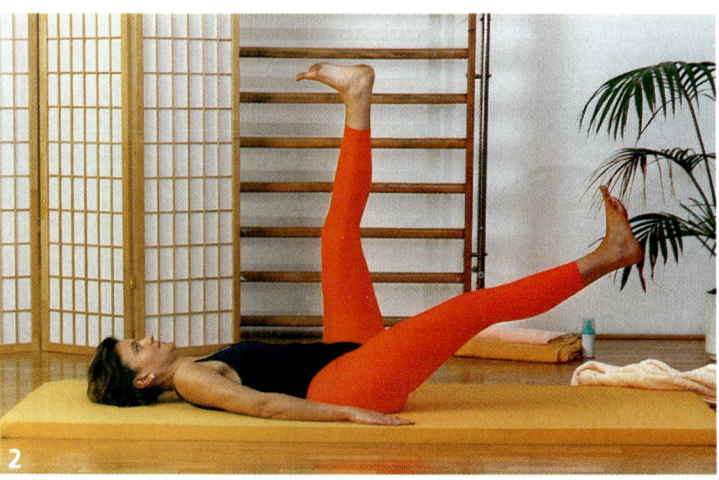

Legen Sie sich wieder auf den Rücken und verschränken Sie die Arme unter den Nacken. Bringen Sie die Beine in die abgebildete Position. Die Füße liegen überkreuz. Die Waden bilden mit den Oberschenkeln einen rechten Winkel.(1)

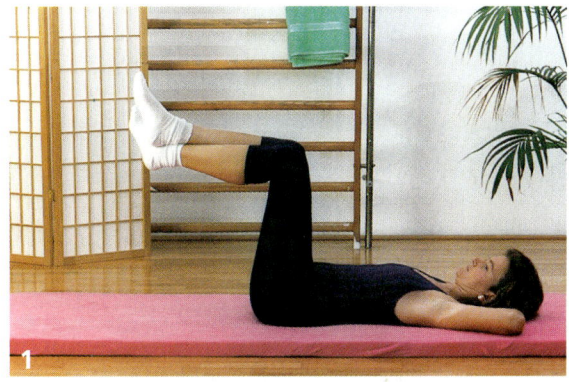

Heben Sie nun den Oberkörper unter Anspannung der Bauchmuskeln nach oben. Die Bewegung darf nicht vom Nacken oder den Schultern, sie muß vom Bauch ausgehen. Der Bauch muß sich beim Hochziehen fest und gespannt anfühlen. Atmen Sie beim Anspannen durch die Nase ein und beim Ablegen durch den Mund aus. Wiederholen Sie die Übung 20 mal. (2)

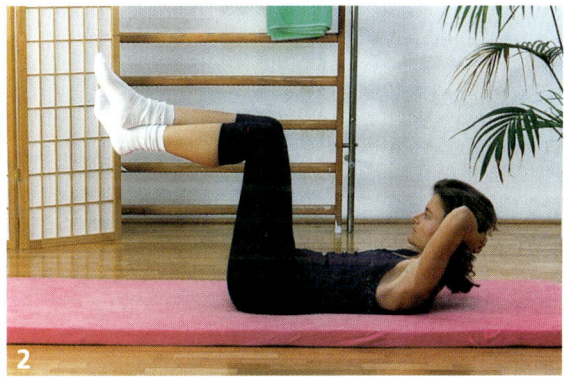

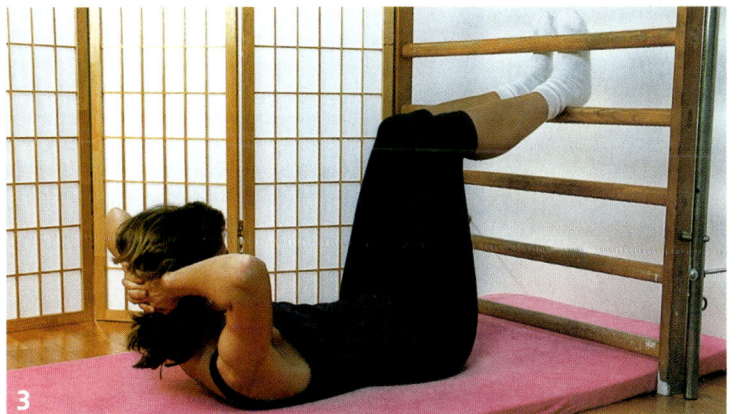

Wenn Ihnen eine Sprossenwand zur Verfügung steht, können Sie diese Übung auch daran ausführen. Klemmen Sie dazu die Füße zwischen zwei Sproßen und ziehen Sie sich mit Hilfe der Bauchmuskulatur hoch.

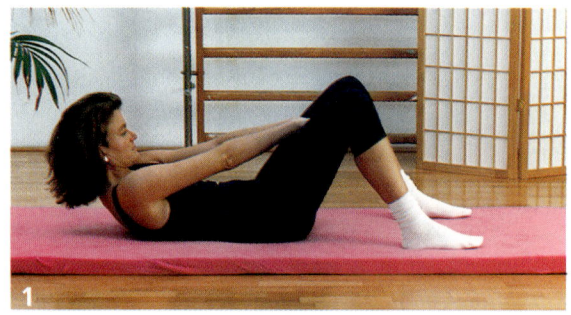

Legen Sie sich mit aufgestellten Beinen auf den Rücken. Ziehen Sie nun Ihren Oberkörper mit ausgestreckten Armen unter Anspannung der Bauchmuskulatur nach oben. (1)

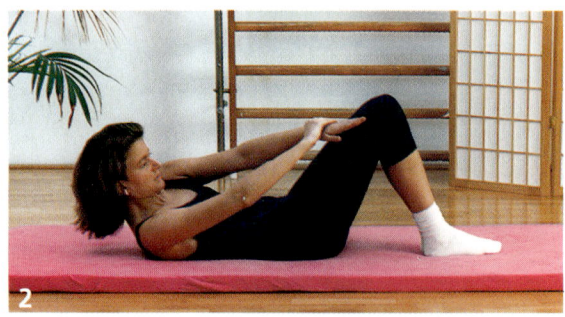

Ziehen Sie sich abwechselnd seitlich und mittig hoch. Mit dieser Übung wird die mittlere und die seitliche Bauchmuskulatur trainiert. (2)

Knien Sie sich hin und strecken Sie dann die Arme so weit wie möglich nach vorne. Atmen Sie tief ein und aus. Verharren Sie einige Sekunden in dieser Position. (3)

Eine sehr gute Übung zur Entspannung von Bauch und Wirbelsäule.

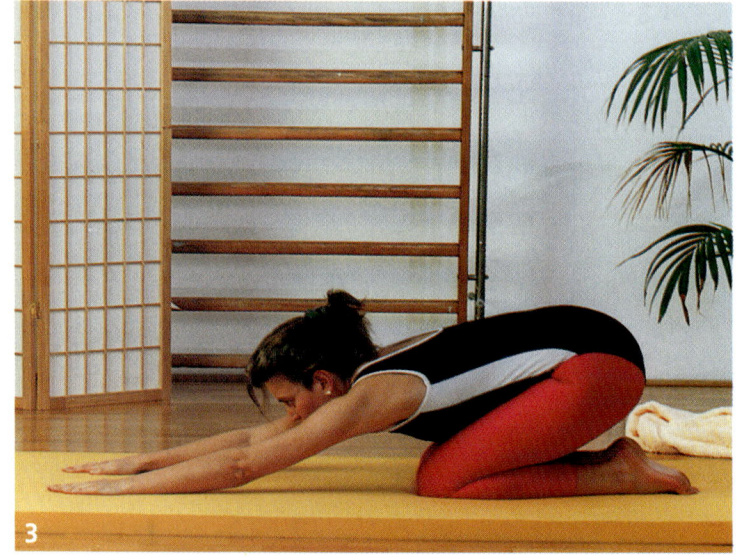

68

Legen Sie sich mit dem Rücken auf die Matte. Drehen Sie nun Ihren Oberkörper mit angezogenen Knien wie auf der Abbildung abwechselnd seitlich nach rechts und links weg. Der Kopf liegt in entgegengesetzter Richtung. Schultern und Arme liegen auf. Verharren Sie mehrere Sekunden in der jeweiligen Position und atmen Sie tief durch. Wiederholen Sie die Übung mehrmals. (1 und 2)

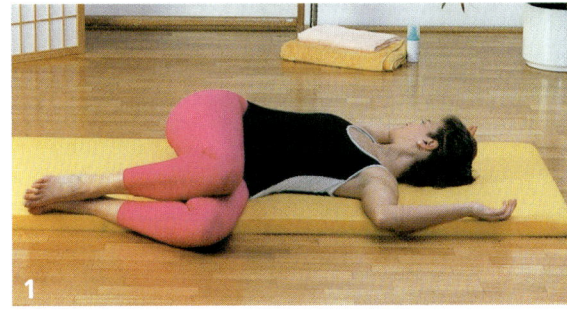

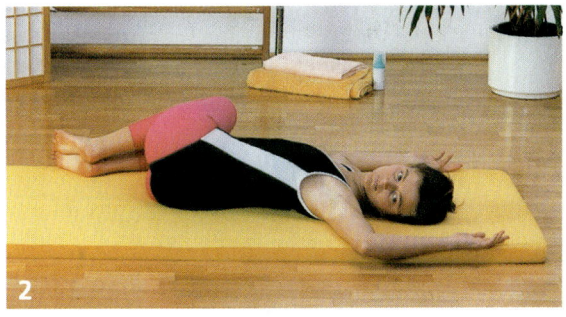

Sie liegen mit angezogenen Knien auf dem Rücken und klopfen zur Lockerung und Entspannung der Bauchmuskulatur abwechselnd mit der flachen Hand in leichten Schlägen auf die Bauchdecke. (3)

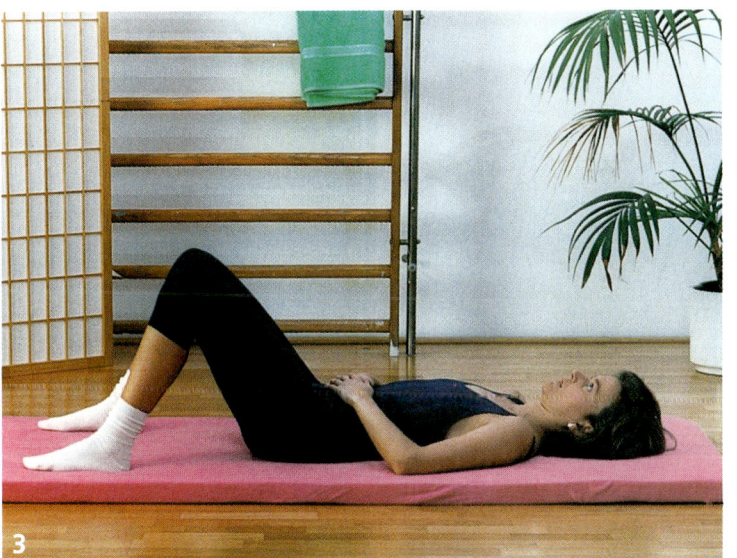

Sie haben es geschafft. Fühlen Sie, wie gut Ihnen die Anstrengung getan hat und wie gut sich Ihr Körper anfühlt? Jetzt sollten Sie eine heiße Dusche nehmen – eine ideale und einfache Methode, um Muskelkater vorzubeugen.

69

Hauttraining mit Massagen, Bürsten und Cremes

Zum Anti-Zellulite-Basisprogramm gehört neben einer ausgewogenen Ernährung und gezielter Bewegung auch eine konsequente Körperpflege. Und während die medizinischen Therapien wie Akupunktur, Akupressur oder Fettabsaugung nur unter fachärztlicher Leitung durchgeführt werden dürfen, können Sie Selbstmassagen und kosmetische Anti-Zellulite-Produkte problemlos selbst zu Hause anwenden.

Die Körperpflege zählt wie die richtige Ernährung und gezielte Bewegung zum Basisprogramm im Kampf gegen die Zellulite.

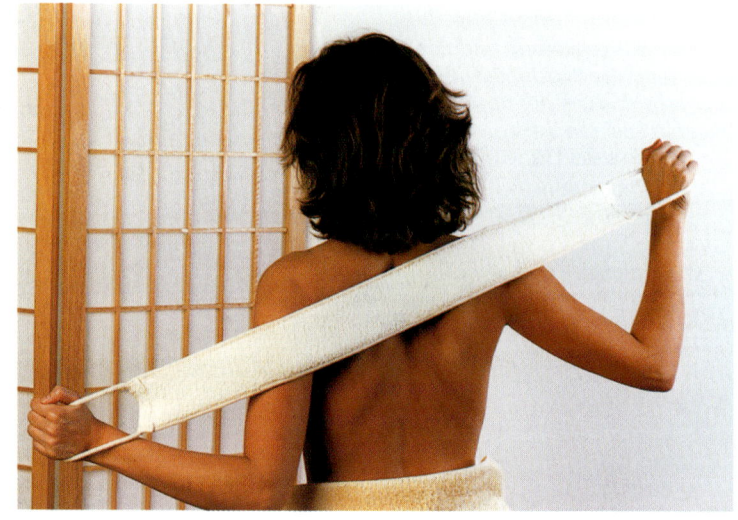

Eine optimale Hautpflege erzielen Sie, wenn Sie Selbstmassage, Bürsten und die Anwendung von kosmetischen Anti-Zellulite-Produkten miteinander kombinieren. Es empfielt sich zuerst mit der Massage zu beginnen, dann die Haut mit dem Massagehandschuh zu bürsten und anschließend die Pflegeprodukte einzureiben.

Die Anti-Zellulite-Massage

Bei der Zellulite kommt es zu Ansammlungen von Fett, Wasser und Schlacken, die im Bindegewebe der Haut zurückgehalten werden. Die Massage ist eine seit Jahrhunderten bekannte Technik, mit dem dieser Stauungszustand im Gewebe gelindert und der Zellstoffwechsel verbessert werden kann.

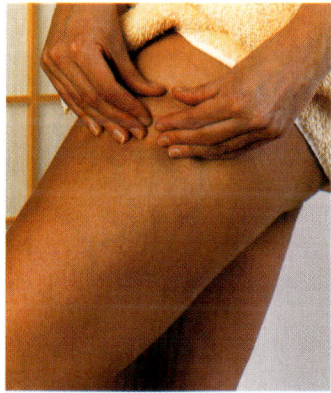

Wie wirkt die Massage?

Das Lymphgefäßsystem ist neben dem Blutkreislauf am Stoffaustausch der Zellen beteiligt. Bei der Zellulite ist der Lymphfluß unter anderem aufgrund der aufgeblähten Fettzellen gestört. Die Folge ist, daß Abfallstoffe nicht hinreichend entsorgt werden können und im Bindegewebe hängen-

bleiben. Die Haut reagiert darauf mit Unebenheiten, sie nimmt eine Oberflächenstruktur an, die an die Schale einer Orange erinnert, die sogenannte Zellulite. Massagen wirken dem entgegen, denn sie regen den Kreislauf an, verbessern die Durchblutung und aktivieren das Lymphsystem. Dadurch wird der Abtransport der für die Zellulite mitverantwortlichen Abfallstoffe beschleunigt und das Gewebe entschlackt. Die Haut gewinnt ein glatteres und frischeres Aussehen. Sie beginnen ihr persönliches Pflegeprogramm am besten mit der Streichmassage. Streichen Sie erst den rechten, dann den linken Oberschenkel zuerst mit einer, dann mit beiden Händen sanft von unten nach oben ein.

Rollmassage - die optimale Vorbereitung für Ihre Haut

Fahren Sie mit der Rollmassage fort. Nehmen Sie die Haut zwischen Daumen und Zeigefinger und ziehen Sie sie sanft nach oben. Kneten Sie die Haut auf diese Weise von unten nach oben durch. Gehen Sie behutsam vor. Massieren Sie Ihre Haut regelmäßig. Am besten zweimal täglich, morgens und abends.

Die Rollmassage ist eine einfache und schnelle Methode zur Verbesserung der Hautstruktur, die Sie problemlos selbst zu Hause anwenden können.

71

Massage mit Bürsten

Die Massage mit einer Roß-haar-Körperbürste, einem Sisal-, Lufa- oder Schlingen-handschuh ist eine leicht anwendbare und dennoch sehr wirksame Art des Haut-trainings. Massagen mit Bür-ste, Handschuh oder Rolle verbessern die Durchblutung der Haut und wirken vorbeu-gend gegen Lymphstau und Verschlackung. Massieren Sie in kleinen kreisenden Bewe-gungen am rechten Bein beginnend zum Herzen hin. Bürstenmassagen zaubern eine schöne glatte Hautober-fläche, und eignen sich täglich angewendet hervorragend zur Zellulitevorbeugung. Wichtig ist auch hier die regelmäßige, tägliche Pflege.

Regelmäßiges Massieren ver-schönert nicht nur die Haut, sondern verhilft Ihnen auch insgesamt zu einem besse-ren Körpergefühl.

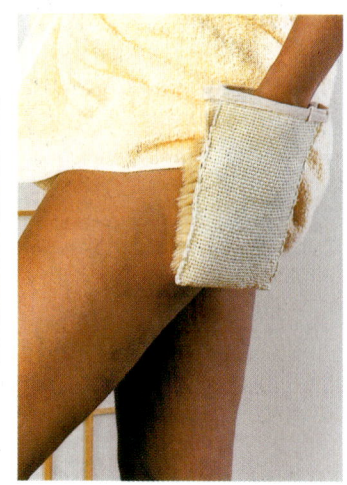

Massageroller

Massageroller werden in ver-schiedenen Ausführungen im Handel angeboten - mit Nop-pen, Kugeln, Rollen oder La-mellen - mit mehr oder weni-ger harten Kanten. Mit Mas-sagerollern kann größerer Druck auf die Haut ausgeübt werden, als mit Bürsten. Solche Geräte können aber auch - bei unsachgemäßem Gebrauch - das Gewebe schädigen. Deshalb sollten Sie die Gebrauchsanleitung in jedem Fall sorgfältig lesen. Neben den mechanischen Massagegeräten werden viel-fach auch elektrische Massa-gegeräte angeboten. Diese sind im allgemeinen jedoch in ihrer Wirkung nicht wesent-lich effektiver als die herkömm-lichen Massagebürsten.

Anti-Zellulite-Kosmetika

Man unterscheidet die verschie-denen Zellulite-Produkte zu-nächst nach der Art der Trä-gersubstanz. Es gibt sie als Lotionen, Gele, Öle und Cre-mes. Lotionen werden aufge-sprüht. Sie ziehen rasch ein und hinterlassen keinen Fett-film auf der Haut. Cremes sind verhältnismäßig dickflüs-sig und müssen gründlich einmassiert werden. Hier ist es besonders ratsam, die Haut schon vorher mit einer fünfminütigen Bürsten- oder Rollmassage vorzubereiten. Allgemein gilt: Je gründlicher die Haut massiert wird, desto besser können die nachfolgend aufgetragenen Anti-Zellulite-Produkte wirken. Gele sind meist farblos. Sie sind leicht aufzutragen, ziehen schnell ein und sind auch für empfindliche Haut, sofern sie keinen Alkohol enthalten, gut geeignet. Öle sind wegen ihres hohen Fettanteils meist nicht so angenehm im Auftrag, eignen sich aber besonders zur Pflege von rauher, rissiger Haut.

Wie wirken Massagecremes?
Ziel aller Anti-Zellulite-Präparate ist die Ankurbelung des Zellstoffwechsels und die Verbesserung des Lymphflusses. Die Lymphe durchfließt das Gewebe in kleinen Kapillaren, nimmt auf ihrem Weg Abfallstoffe mit und sorgt so für die Entschlackung des Gewebes. Die Kosmetikindustrie bietet eine Vielzahl von Anti-Zellulite-Produkten an, die sich im wesentlichen in zwei große Gruppen einteilen lassen:
■ Durchblutungsanregende Wirkstoffe: Rosmarin, Ingweröl, Eukalyptusöl, Arnika, Efeu-

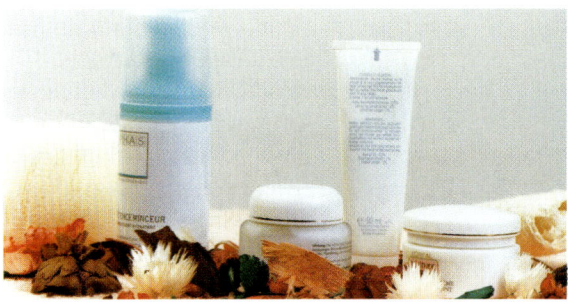

extrakte, Blaualgen. Die durch diese Wirkstoffe verbesserte Durchblutung wird als Erwärmung der Haut wahrgenommen, deshalb werden Produkte mit diesen Inhaltsstoffen auch unter dem Namen Thermogel geführt. Die verbesserte Durchblutung begünstigt eine allgemeine Beschleunigung des Zellstoffwechsels, Abfallstoffe werden besser ausgeschieden und die Zellernährung wird aktiviert.
■ Entwässernde und entschlackende Wirkstoffe: Koffein, Wacholder, Meeresalgenextrakte, Braunalgen. Präparate mit diesen Inhaltsstoffen greifen die Fettzellen an und wirken entwässernd und entschlackend. Die Haut wird glatter und straffer. Allgemein regenerierend und glättend wirken Arnika, Klette, Kieselsäure und die sogenannten Alpha-Hydroxysäuren, die die verhornten oberen Hautschichten ablösen

Die Wirkung von Anti-Cellulite-Cremes ist mehr als umstritten. Dennoch - das gute Gefühl gepflegt zu sein, kann oft Wunder wirken.

und die weichere und straffere Haut darunter sichtbar werden lassen. Neu auf dem Markt ist ein Wirkstoff aus biotechnologisch gewonnenen Pilzen, der den Abbau von Fettzellen in dem zellulitebefallenen Gewebe ermöglicht.

Helfen Anti-Zellulite-Cremes wirklich?

Mit hautpflegenden Produkten alleine läßt sich Zellulite nicht bekämpfen. Sie sind aber eine gute Basispflege und Vorsorge gegen häßliche Dellen und Beulen. Die beste Wirkung erzielen Sie, wenn Sie die Anti-Zellulite-Präparate nach dem Wechselduschen und nach der Massage auftragen. Im erwärmten und gut durchbluteten Gewebe können die Pflegeprodukte ihre Wirkung am besten entfalten. Natürlich dürfen Sie von der kosmetischen Behandlung der Zellulite keine schnellen Erfolge erwarten. Aber Sie werden durch eine regelmäßige, konsequente Pflege auch ein besseres Verhältnis zur Ihrem Körper gewinnen. Allein das gute Gefühl, etwas für sich getan zu haben, wirkt oft Wunder. Ihr allgemeines Wohlbefinden wird sich verbessern und Ihre Haut wird glatter und schöner aussehen.

Streß und Zellulite

Wie wir bereits gesehen haben, ist Zellulite das Resultat einer Stoffwechselstörung, die eintritt, wenn das gesunde Gleichgewicht des Organismus gestört ist. Sie kann deshalb nur dann erfolgreich behandelt werden, wenn die gesamte Lebensweise geändert wird. Ein gesund ernährter und sorgfältig gepflegter Körper ist schön. Schönheit aber ist untrennbar mit seelischem Wohlbefinden verbunden. Wie wir uns fühlen, beeinflußt unseren Körper ebenso unmittelbar wie Ernährung und Bewegung. Wer mit sich selbst im Einklang lebt, zufrieden und selbstbewußt ist, strahlt diese Lebensfreude auch nach außen aus. Die gesamte Erscheinung wirkt dynamisch und energiegeladen, die Züge entspannen sich, das Gesicht sieht frisch und rosig aus. Wer kennt das nicht von sich selbst: Es gibt Tage, da gelingt einfach gar nichts, alles erscheint grau in grau, kein Hoffnungschimmer am Horizont und das Leben scheint auf ewig so trist und trostlos weiterzugehen. Dann wiederum gibt es Tage, an denen einfach alles klappt und leicht von der Hand geht. Ohne Anstrengung bewältigen wir die schwierigsten Aufgaben. Wir fühlen uns fit und gesund und bersten vor Energie. Aber nicht nur unsere Laune steigt, auch unsere Haut sieht frischer und jugendlicher aus. Das Geheimnis dieser verblüffenden Verjüngung ist ganz einfach zu lüften. Denn seelisches und körperliches Wohlbefinden bedingen sich wechselseitig. Wenn wir glücklich sind fühlen wir uns auch körperlich fit, der Stoffwechsel funktioniert besser und die Zellen werden besser ernährt.

Streß schadet der Haut

Der Körper reagiert auf Streß, indem Adrenalin und andere Hormone freigesetzt werden. Als Folge verändern sich alle wichtigen Körperfunktionen. Der Kreislauf wird schwächer, die Atmung flacher, die Verdauung träge und die Nährstoffversorgung leidet. Chronischer Streß belastet die Nebennieren, die unter anderem den Wasserhaushalt im Körper regulieren. Das empfindliche Natrium-Kalium-Gefüge gerät aus dem Gleichgewicht und es kommt zu vermehrten Wassereinlagerungen im Gewebe, die der Zellulite den Boden bereiten.

Lernen Sie, was gut für Sie ist

Nehmen Sie sich und Ihre Fähigkeiten und Wünsche ernst. Versuchen Sie, Ihren persönlichen Weg zu finden und lassen Sie sich nicht von Modetrends unter Druck setzen. Schaffen Sie sich in Ihrem Alltag Freiräume, in denen Sie nur das tun, was Ihnen Spaß macht und gut tut. Auch „kleine Sünden" sind erlaubt. Wenn Sie sich ab und zu mal ein Stückchen Schokolade gönnen, schaden Sie Ihrem Körper weniger, als wenn Sie sich ständig unter Zwang von den „verbotenen"

In schöner, entspannter Atmosphäre werden Sie Ihre Ziele leichter erreichen. Deshalb: schaffen Sie sich schöne Augenblicke - auch und gerade im Alltag.

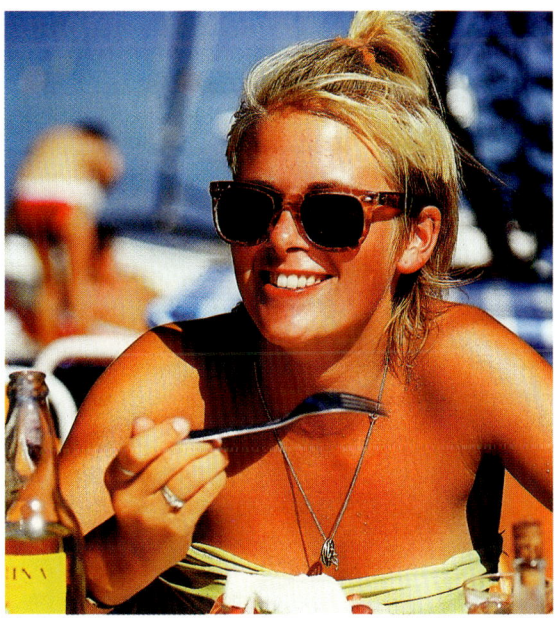

75

Nahrungsmitteln fernhalten. Denn damit setzen Sie sich unter einen immensen Druck, dem Sie doch früher oder später nicht mehr gewachsen sind und der sich dann oft in wahren Freßorgien entlädt. Suchen Sie sich Ihre persönliche Art der Entspannung. Probieren Sie aus, lassen Sie sich Zeit, um das zu finden, was Ihnen am meisten entspricht.

Tips zur Entspannung

■ Bauen Sie Streß ab mit Sport. Wählen Sie diejenige Sportart, die ihrem Temperament am ehesten entspricht. Laufen, Schwimmen und Aerobic sind sehr energieintensiv und eignen sich hervorragend zum Abreagieren von Ärger und Frustrationen. Gymnastik und Yoga beruhigen und lassen die Hektik des Alltags von Ihnen abfallen.

■ Nehmen Sie sich Zeit für Ihre persönlichen Bedürfnisse. Gönnen Sie sich am besten zu festgelegten Zeiten Ihre persönlichen Entspannungsrituale. Gewöhnen Sie sich beispielsweise an, jeden Abend eine halbe Stunde Musik zu hören, anstatt fern zu sehen. Oder gehen Sie regelmäßig an be-

stimmten Wochentagen zu einem festen Termin einer Sportart nach, am besten mit Freunden. Gönnen Sie sich am Wochenende einen ausgiebigen Saunagang, oder gehen Sie ins Museum. Egal was Sie auch in Ihrer Freizeit tun, tun Sie es entspannt und lassen Sie sich keinesfalls unter Leistungsdruck, egal welcher Art, setzen. Schließlich werden im Alltags- und Berufsleben schon genügend Anforderungen an Sie gestellt.

■ Haben Sie sich ein bestimmtes Sportpensum vorgenommen, oder wollen Sie endlich ein Instrument oder eine Sprache erlernen? Auch das können Sie ohne Streß erreichen. Setzen Sie sich zuerst kurzfristige Ziele, die Sie leicht erreichen können und die Ihnen schnelle Erfolgserlebnisse vermitteln. So nähern Sie sich psychologisch geschickt Ihrem persönlichen Traumziel und bewältigen auch ein großes Arbeitspensum ohne Mühe.

■ Versuchen Sie generell, eine optimistischere Einstellung zum Leben zu gewinnen. Positives Denken hilft Ihnen Ihr Leben besser zu bewältigen und ist die Grundvoraussetzung für ein glücklicheres

Leben. Jedes Ding hat bekanntlich zwei Seiten. Das größte Unglück ebenso wie das größte Glück. Machen Sie sich die Einstellung „Wer weiß, wozu es gut ist" zu eigen, dann werden Sie mit Schicksalsschlägen besser fertig werden und auch darin einen Sinn finden können. Denn egal, ob Sie nun deprimiert oder optimistisch sind: An Ihrer Lage wird das nichts ändern, wohl aber an ihrem seelischen Zustand. Sie werden sich besser fühlen, wenn Sie versuchen, das Beste aus der Situation zu machen und Sie werden glücklicher und zufriedener sein als manch einer, der trotz objektiv besserer Lebensumstände freudlos durchs Leben geht.

■ Bewahren Sie in Streßsituationen einen kühlen Kopf. Bleiben Sie gelassen, egal wie hektisch es um Sie herum auch sein mag. Nehmen Sie sich die Zeit, die Sie brauchen, um eine besonnene Entscheidung treffen zu können.

Streßfrei durch Entspannungstechniken
Mit nur ein paar Minuten systematischer Entspannung jeden Tag können Sie Ihr gesamtes Wohlbefinden steigern

und den kräftezehrenden Reibereien im Alltag gelassener entgegentreten. Sie werden insgesamt ausgeglichener und weniger gereizt sein.

Aktive Entspannung
Setzen Sie sich an einem ruhigen Ort auf einen Stuhl mit guter Rückenlehne.

Gönnen Sie sich täglich einige Minuten wohlige Entspannung.

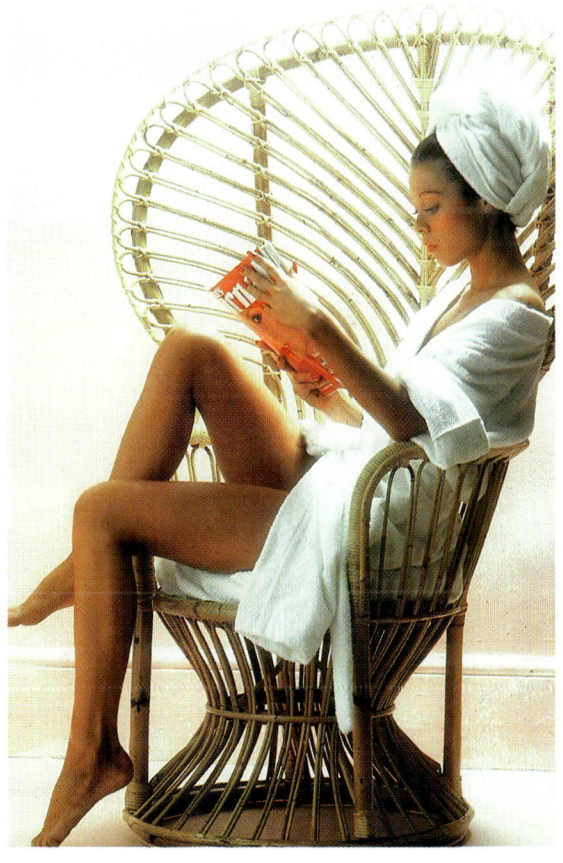

Lassen Sie die Arme ganz entspannt baumeln. Schließen Sie die Augen. Entspannen Sie nun jeden einzelnen Muskel. Beginnen Sie mit den Füßen und wandern Sie über Beine, Becken, Bauch und Brust hoch bis zur Stirn. Konzentrieren Sie sich auf die Übung. Versuchen Sie, alle anderen Gedanken fortzuschieben. Fühlen Sie, wie Ihr Körper ganz locker und schlaff wird. Atmen Sie langsam und bewußt durch die Nase ein und aus. Beenden Sie die Übung nach etwa 10 Minuten, indem Sie zuerst die Augen öffnen und dann langsam aufstehen.

Dieselbe Entspannungstechnik können Sie auch flach auf dem Rücken liegend durchführen. Auch hier bleiben die Augen geschlossen. Die gestreckten Arme befinden sich neben dem Oberkörper. Die Beine liegen locker und leicht gegrätscht auf dem Boden. Beginnen Sie mit der aktiven Muskelentspannung bei den Füßen und arbeiten Sie sich langsam über Waden, Knie, Oberschenkel, Bauch, Gesäß, Brust, Arme, Hände, Schultern und Nacken bis zum Gesicht vor. Ein Körperteil nach dem anderen wird sich schlaff und schwer

anfühlen. Versuchen Sie, an gar nichts zu denken, oder, wenn Ihnen das nicht gelingt, stellen Sie sich etwas Schönes, Wohliges, Sonniges vor. Mit ein wenig Übung werden Sie sich bei dieser Entspannungstechnik wunderbar erholen und viel Kraft tanken.

Autogenes Training

Legen Sie sich mit dem Rücken auf den Boden, oder setzen Sie sich in den Schneidersitz. Der Rücken ist gerade, die Arme liegen entspannt im Schoß. Die Augen sind während der gesamten Übung geschlossen. Das Autogene Training beruht auf einer Art Selbstsuggestion, bei der Sie sich kurze Sätze mehrfach konzentriert vorsprechen. Beginnen Sie mit der sogenannten Ruheübung.

Ruheübung

Schließen Sie die Augen und sagen Sie sich mehrmals den Satz „Ich bin ganz ruhig" vor, konzentrieren Sie sich ganz darauf. Atmen Sie tief durch. Sprechen Sie die Ruheformel nun für die einzelnen Gliedmaßen und Körperteile aus. „Mein rechter Fuß ist ganz schwer", „Mein linker Arm ist ganz schwer". Wiederholen

Sie die Ruheformel jeweils sechsmal und spüren Sie, wie Ihr ganzer Körper langsam schwer wird. Ihre Atmung wird ruhiger, Sie werden ganz entspannt.

Holen Sie sich in den „Wachzustand" zurück, indem Sie rückwärts von 10 bis 1 zählen. Strecken Sie sich dann ausgiebig und schlagen Sie die Augen auf. Beim ersten Mal wird Ihnen die Ruheübung wahrscheinlich noch schwerfallen. Aber mit jeder weiteren Übung wird sie Ihnen immer besser gelingen. Geben Sie nicht auf, es lohnt sich. Fahren Sie nun mit der Wärmeübung fort.

Wärmeübung

Legen Sie sich wieder mit dem Rücken aufliegend flach hin. Die Arme befinden sich ausgestreckt und locker neben dem Körper. Sprechen Sie sich nun die Sätze: „Mein Arm wird ganz warm", „Meine Beine werden warm", jeweils sechsmal langsam und konzentriert vor. Atmen Sie dabei ruhig und tief und spüren Sie, wie sich Ihr ganzer Körper Schritt für Schritt erwärmt. Fühlen Sie die wohlige Wärme, die Sie ganz durchströmt. „Wachen" Sie auch aus dieser Übung auf, indem

Sie langsam rückwärts von 10 bis 1 zählen. Recken Sie sich dann ausgiebig und öffnen Sie die Augen.

Sonnengeflecht-Übung

Die Sonnengeflecht-Übung hat eine sehr wohltuende Wirkung auf Ihre Bauchorgane. Legen Sie sich wieder entspannt auf den Rücken und stellen Sie sich nun vor, eine angenehm warme Wärmflasche läge auf ihrem Bauch, oder eine wohlig warme Flüßigkeit breite sich in Ihren Eingeweiden aus. Schwelgen Sie in diesem schönen Gefühl und spüren Sie, wie sich Ihr Magen und ihr Verdauungskanal entkrampfen. Beenden Sie die Sitzung, indem Sie wieder langsam rückwärts von 10 bis 1 zählen.

Genießen Sie Ihre freie Zeit und seien Sie egoistisch. Pflegen Sie sich, sagen Sie Termine ab und tuen Sie wenigstens am Wochenende und im Urlaub nur das, was Sie wollen.

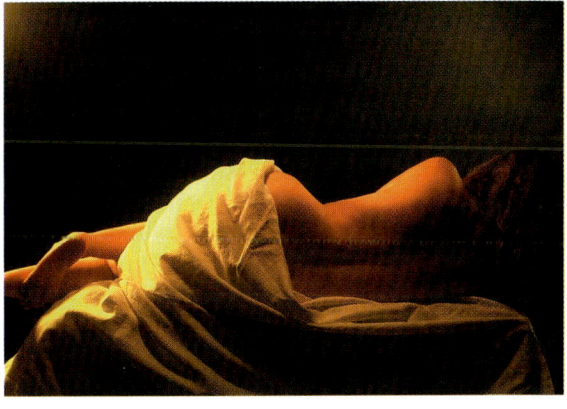

Mein persönlicher Schönheitsplan

Sicher wollen Sie nun endlich Ihr Wissen umsetzen und Ihren guten Vorsätzen Taten folgen lassen. Nun - das ist leichter gesagt als getan. Überlisten Sie sich selbst, indem Sie sich einen detaillierten Wochenplan machen, den Sie dann Schritt für Schritt nachvollziehen. Setzen Sie sich an einem ruhigen Wochenende hin und überlegen Sie, welche Sportarten für Sie in Frage kommen, welche Pflegeprodukte Sie ausprobieren möchten und wie Ihr Speiseplan für die kommende Woche aussehen soll. Nehmen Sie sich vor, sich erst einmal zwei Wochen intensiv um Ihren Körper zu kümmern.

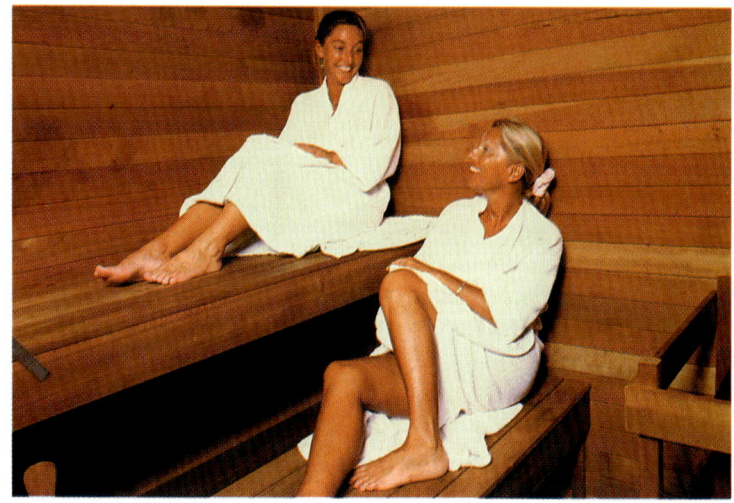

Ein Saunagang ist wohltuend für Körper und Seele.

Rohkostwochenende zur Einstimmung

Samstag
Die beste Einstimmung für Ihr zweiwöchiges Schönheitspro-

gramm sind zwei Entlastungstage am Wochenende. Starten Sie mit einem reinen Obsttag ins Wochenende. Verteilen Sie ca. 1 Kilo Obst Ihrer Lieblingssorte auf fünf

Mahlzeiten (3 Hauptmahlzeiten und 2 Zwischenmahlzeiten) über den Tag. Halten Sie feste Essenszeiten ein. An Getränken sind Mineralwasser und Kräutertees erlaubt. Meiden Sie Kaffee, schwarzen Tee und natürlich Alkohol.
Machen Sie es sich gemütlich und versuchen Sie, jede einzelne Frucht zu genießen. Seien Sie sich dessen bewußt, wie gut die Kur Ihrem Körper und Ihrer Seele tut und schmökern Sie zur Unterstützung Ihres Wohlbefindens in schönen, aufheiternder Lektüre.

Sonntag
Frühstück: Beginnen Sie den Sonntag mit einem üppigen Obst- Frühstück. Sie dürfen soviel Obst (außer Bananen) essen, wie Sie mögen. Als Getränke wählen Sie wieder, Mineralwasser und ungesüßte Kräutertees.

Mittagessen: Zum Mittagessen empfiehlt sich ein Rohkostsalat, angemacht mit einem Dressing aus Zitronensaft oder kaltgepreßtem Olivenöl. Um dem Hunger vorzubeugen und ein schnelleres Sättigungsgefühl zu erreichen, empfiehlt es sich, eine Viertelstunde vor dem Essen ein Glas frischgepreßten Obstsaft zu trinken.

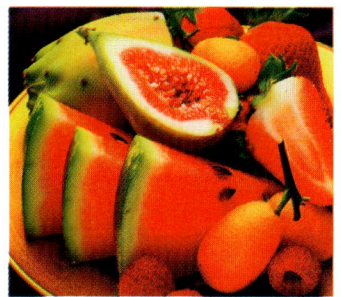

Obst enthält viele wertvolle Vitamine und Mineralstoffe.

Abendessen: Zum Abendessen eignet sich ein Obstsalat am besten. Wählen Sie die Obstsorten, die Sie am liebsten mögen und richten Sie den Salat ansprechend auf Ihrem Teller an.

Nach der zweitägigen Obst- und Gemüsekur sind Sie sehr gut auf die anschließende zweiwöchige Anti-Zellulite-Kur, die Ernährung, Bewegung und Pflege miteinander kombiniert, vorbereitet.
Damit Ihr zweiwöchiger Schönheitsurlaub ein voller Erfolg wird, sollten Sie nicht nur Ihrem Körper, sondern auch Ihrer Seele etwas Schönes gönnen.
Verwöhnen Sie sich, gehen Sie ins Kino, zur Kosmetikerin, ins Thermalbad und Faulenzen Sie nach Herzenslust. Wenn Sie alle Tips beherzigen, werden Sie sich nach den zwei Wochen rundum wohl fühlen.

Stundenplan erste Woche

Am besten gelingt Ihnen diese zweiwöchi-ge Diät (ca. 1000 Kalorien am Tag), wenn Sie sie zusammen mit einer Freundin oder Ihrem Part-ner machen. Auf den Seiten 37 – 41 finden sie die ausführlichen Rezepte für 2 Per-sonen.

Montag	Ernährung	Bewegung	Körperpflege
Morgens	Müsli	10 Min. Gymnastik	Wechselduschen, Bürstenmassage, Anti-Cellulite-Creme
Vormittags	Muntermacher Drink		
Mittags	Gemüsesuppe mit Reis		
Nachmittags	Beerenquark		
Abends	Exotischer Geflügelsalat	1 Std. Joggen	Vollbad, Anti-Cellulite-Creme

Dienstag	Ernährung	Bewegung	Körperpflege
Morgens	Müsli	10 Min. Gymnastik	Wechselduschen, Bürstenmassage, Eisabreibung
Vormittags	Bananen-Erdbeer Kefir Drink		
Mittags	Gefüllte Champignons		
Nachmittags	1 Apfel		
Abends	Gemüseplatte	1 Std. Schwimmen	Sauna

Mittwoch	Ernährung	Bewegung	Körperpflege
Morgens	Früchtemüsli mit Pumpernickel	1 Std. Joggen	Bürstenmassage, Anti-Cellulite-Präparat
Vormittags	1 Grapefruit		
Mittags	Schnelle Paella		
Nachmittags	2 Apfelsinen		
Abends	Früchtesalat	1 Std. Fitnessstudio oder 1 Std. Radfahren	Anti-Cellulite-Creme

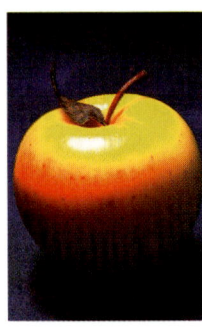

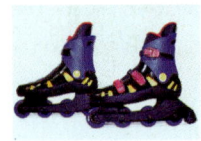

Donnerstag	Ernährung	Bewegung	Körperpflege
Morgens	Radieschenbrot	Gymnastik,	Rollmassage, Anti-Cellulite-Creme
Vormittags	3 Kiwis		
Mittags	Gemüse-Bohenpfanne		
Nachmittags	200 g Wein-trauben		
Abends	Salat mit Fruchtdressing	1 Std. Rollerblading	Anti-Cellulite-Creme

Freitag	Ernährung	Bewegung	Körperpflege
Morgens	Müsli mit Pumpernickel		1 Std. Joggen Wechselduschen
Vormittags	Grapefruit Drink		
Mittags	Fischfilet		
Nachmittags	Bananen-Erdbeer-Kefir-Drink		
Abends	Blattsalat	1 Std. Schwimmen	Sauna

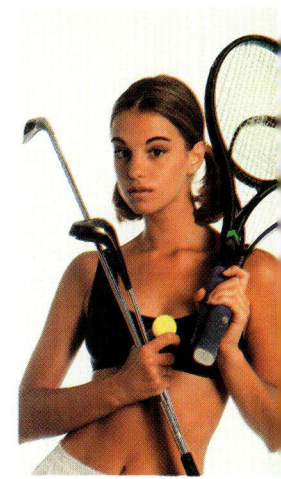

Die erste Woche ist bekanntlich die schwerste. Wenn Sie diese Etappe durchgehalten haben, werden Sie auch die zweite spielend leicht überstehen.

Samstag	Ernährung	Bewegung	Körperpflege
Morgens	Radieschenbrot	Gymnastik	Bürstmassage, Anti-Cellulite-Creme
Vormittags	2 Apfelsinen		
Mittags	Schneller Geflügeltopf		
Nachmittags	Beerenquark		
Abends	Salat mit Fruchtdressing		
		1 Std. Radfahren	Vollbad

Sonntag	Ernährung	Bewegung	Körperpflege
Morgens	Müsli mit Pumpernickel	1 Std. Joggen	Wechselduschen, Bürstmassage, Anti-Cellulite-Gel
Vormittags	Grapefruit Drink		
Mittags	Schelle Paella		
Nachmittags	Beerenquark		
Abends	Genmüseplatte	Autogenes Training	Sauna

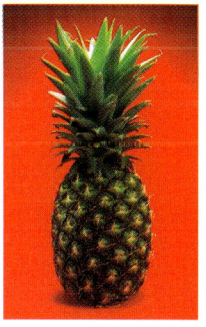

Stundenplan zweite Woche

Ihre Laune und Ihr Durchhaltevermögen steigern Sie am besten, indem Sie sich immer wieder selbst motivieren. Machen Sie sich klar, wie toll Sie schon durchgehalten haben, wie gut Ihnen die erste Schönheitswoche getan hat, und wie hervorragend Sie sich erst am Ende der zweiten Woche fühlen werden.

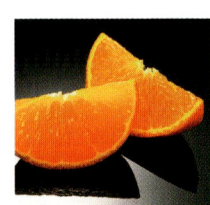

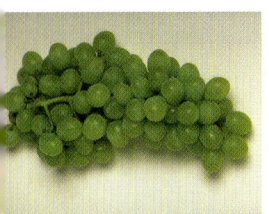

Montag	Ernährung	Bewegung	Körperpflege
Morgens	Müsli	10 Min. Gymnastik	Wechselduschen, Bürstenmassage, Anti-Cellulite-Creme
Vormittags	Bananen-Erdbeer-Kefir Drink		
Mittags	Roggensalat		
Nachmittags	1 Apfel		
Abends	Griechischer Bauernsalat	1 Std. Fitneßstudio oder Radfahren	Anit-Cellulite-Creme

Dienstag	Ernährung	Bewegung	Körperpflege
Morgens	Müsli mit Pumpernickel	10 Min. Gymnastik	Anti-Cellulite-Präparat
Vormittags	Beerenquark		
Mittags	Kalbfleischtopf		
Nachmittags	1 Orange		
Abends	Früchtesalat	1 Std. Schwimmen	Vollbad

Mittwoch	Ernährung	Bewegung	Körperpflege
Morgens	Radieschenbrot	1 Std. Joggen	Wechselduschen, Anti-Cellulite-Präparat
Vormittags	Grapefruit Drink		
Mittags	Schnelle Paella		
Nachmittags	Beerenquark		
Abends	Blattsalat	Autogenes Training	Sauna

Donnerstag	Ernährung	Bewegung	Körperpflege
Morgens	Müsli mit Pumpernickel	Gymnastik	Rollmassage, Anti-Cellulite-Creme
Vormittags	1 Apfel		
Mittags	Genüse-Bohnen-Pfanne		
Nachmittags	200 g. Weintrauben		
Abends	Salat mit Fruchtdressing	1 Std. Rollerblading	Anti-Cellulite-Creme

Sie haben es geschafft. Herzlichen Glückwunsch.

Freitag	Ernährung	Bewegung	Körperpflege
Morgens	Müsli	1 Std. Joggen	Wechselduschen
Vormittags	Bananen-Erdbeer-Kefir Drink		
Mittags	Fischfilet		
Nachmittags	Brombeer Drink		
Abends	Hirsesuppe	1 Std. Schwimmen	Sauna

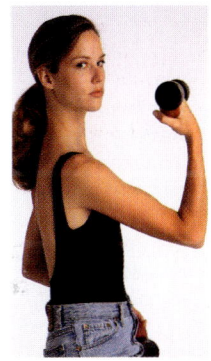

Samstag	Ernährung	Bewegung	Körperpflege
Morgens	Radieschenbrot	Gymnastik	Bürstmassage, Anti-Cellulite-Creme
Vormittags	Grapfruit Drink		
Mittags	Gemüsesuppe mit Reis		
Nachmittags	2 Kiwis		
Abends	Griechischer Bauernsalat	1 Std. Radfahren	Vollbad, Creme

Sonntag	Ernährung	Bewegung	Körperpflege
Morgens	Müsli mit Pumpernickel	1 Std. Joggen	Wechselduschen Anti-Cellulite-Creme Bürstenmassage, Anti-Cellulite-Gel
Vormittags	1 Banane		
Mittags	Gefüllte Chamignons		
Nachmittags	1 Glas Kefir		
Abends	Gemüseplatte	Autogenes Training	Sauna

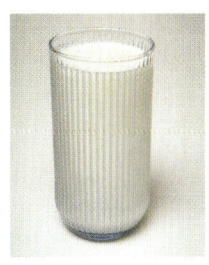

Hilfe durch den Profi

Neben den von Ihnen selbst durchgeführten Maßnahmen, wie z.B. gezielte Bewegung und gesunde Ernährung, kann die Zellulite auch therapeutisch in Angriff genommen werden. Je nach Methode führt die Behandlung entweder ein Arzt, ein Heilpraktiker oder eine Kosmetikerin durch.

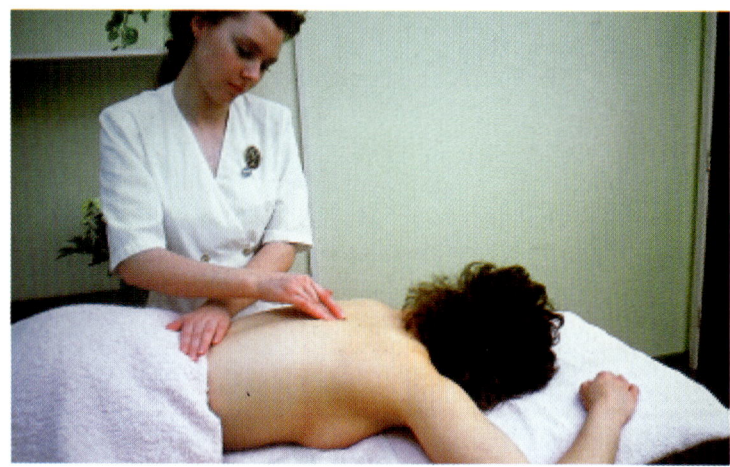

Ein Termin beim Masseur tut dem ganzen Körper gut. Die speziell zur Bekämpfung der Zellulite eingesetzte Lymphdrainage aktiviert den Lympfluß und unterstützt damit die Ausscheidung von Schadstoffen ebenso wie die Versorgung mit Nährstoffen.

Natürlich kann eine Therapie oder gar ein chirurgischer Eingriff die eigene gesunde Lebensführung nicht ersetzen. Selbst nach einem sogenannten Lipoplanning, das von einem Arzt vorgenommen wird, kann sich Zellulite neu bilden. Wenn Sie also dauerhaft die Zellulite vertreiben wollen, sollten Sie konsequent auf richtige Ernährung, ausreichendes Muskeltraining und auch auf die kosmetische Pflege Ihrer Problemzonen achten. Zumal der Kostenaufwand für die unterschiedlichen therapeutischen und ärztlichen Behandlungen zum Teil recht hoch ist. Denn um einen Erfolg zu sehen, müssen Sie meist zwischen zehn und zwanzig Sitzungen absolvieren.

So liegen die Kosten für die Therapien beim Heilpraktiker oder einer Kosmetikerin zwischen etwa 500 bis 1.600 DM. Die ärztlichen Behandlungskosten können sogar zwischen 3.000 und 10.000 DM betragen. Da sollte man sich schon überlegen, ob einem, erstens, die eigene Schönheit diesen Preis wert ist und, zweitens, ob man einen guten Behandlungserfolg durch seine eigene Lebensweise schnell wieder zunichte machen will.

Oftmals ist aber der Beginn einer Therapie bei einer Kosmetikerin oder beim Heilpraktiker eine große Motivation, gleichzeitig eigene schädliche Lebensgewohnheiten umzustellen. Haben Sie sich für eine der Behandlungsmethoden entschieden, ist zu empfehlen, beim Heilpraktiker oder der Kosmetikerin eine Probebehandlung zu vereinbaren, um zu sehen, ob Ihnen die Methode tatsächlich zusagt und ob der Behandler seriös ist.

Bei einem Arzt bzw. Schönheitschirurgen sollten Sie ein Beratungsgespräch vereinbaren. Fragen Sie in jedem Falle nach der vorhandenen Erfah-

rung, der Ausbildung und Behandlungserfolgen. Auch die Kosten und eventuellen Risiken der Behandlung sollten Sie abklären. Wie immer ist auch bei der Suche nach einem Therapeuten die persönliche Empfehlung durch eine Bekannte von Vorteil.

Die Therapien im einzelnen:

Akupressur

Die Akupressur wird bereits seit Jahrtausenden in fast jeder alten Volksmedizin, vor allem der fernöstlichen, angewandt. Bei dieser Punktmassage werden einzelne oder mehrere Punkte auf der Körperoberfläche beklopft, gedrückt oder massiert.

Zugrunde liegt der Akupressur die fernöstliche Lehre von den Meridianen. Dies sind Energieströme der Lebenskraft im Körper, auf denen die einzelnen Akupressurpunkte liegen. Dabei hat jeder Punkt einen Bezug zu einem bestimmten Organ im Körper. Durch das Massieren der Akupressurpunkte sollen gestörte Energieflüsse harmonisiert und Blockaden aufgehoben werden.

Im Zusammenhang mit der Zellulite kann die Akupressur

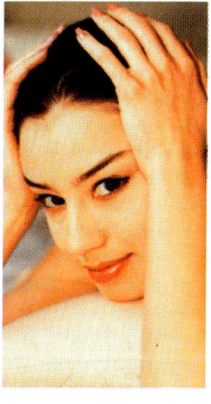

Die Akupressur harmonisiert die Energieflüsse im Körper.

erfolgreich gegen Verstopfung und Übergewicht eingesetzt werden. Sie kann den Stoffwechsel stimulieren und den Lymphtransport aktivieren. Sie können die Akupressur entweder von einem Heilpraktiker durchführen lassen oder sie selbst nach Anleitung bei sich anwenden. Bis zu dreimal täglich können Sie die entsprechenden Akupressurpunkte stimulieren. Natürlich sollten Sie die Behandlung bei auftretenden Schmerzen sofort abbrechen. Auch nach einer reichhaltigen Mahlzeit ist die Akupressur nicht anzuraten, da dann die Verdauungsorgane überreizt werden können. Bei Entzündungen, Herz-Kreislauf-Erkrankungen und in der Schwangerschaft sollte die Akupressur grundsätzlich nicht angewendet werden. Wenn Sie an weiteren Informationen zum Thema Akupressur interessiert sind, finden Sie leicht ein reichhaltiges Angebot an Ratgebern.

Akupunktur

Die Akupunktur ist eine ca. 5000 Jahre alte chinesische Erfahrungsheilkunde. Wie die Akupressur beruht auch sie auf der Auffassung, daß im Körper sogenannte Meridiane verlaufen, in denen die Lebensenergie strömt. Ist dieser Energiestrom gestört oder blockiert, kann er an bestimmten Punkten auf den Meridianen mit Akupunkturnadeln wieder positiv beeinflußt und harmonisiert werden. Von diesen Akupunkturpunkten gibt es insgesamt 1011 auf der Körperoberfläche. Mit der Akupunktur können Sie sich von einem spezialisierten Arzt oder Heilpraktiker bei Übergewicht, Verstopfung, Stoffwechselstörungen und Wassereinlagerungen (Lymphstauungen) behandeln lassen. Über den sogenannten Suchtpunkt kann eine Gewichtsabnahme oder auch eine Raucher-entwöhnung erleichtert werden. Hierzu ist mindestens zwei Monate lang ein Behandlungstermin pro Woche notwendig .

Anti-Zellulite-Massage

Diese Massageform wird von spezialisierten Kosmetikerinnen angeboten und soll Verhärtungen im Unterhautfettgewebe auflockern, wodurch die Durchblutung und die Ausschwemmung von Schlackenstoffen gefördert wird.

Die Antizellulite-Massage ist in erster Linie bei weniger ausgeprägten Stadien von Zellulite zu empfehlen, da bei ihr das Fettgewebe stark geknetet werden muß. Dies wäre bei einer weit fortgeschrittenen Zellulite relativ schmerzhaft. Außerdem ist bei bestehender Venenschwäche und Krampfadern von der Antizellulite-Massage abzuraten.
Es sollten mindestens zehn bis fünfzehn Behandlungen am Stück erfolgen, wobei eine Sitzung zwanzig Minuten dauert und ca. 50 DM kostet.

Aromatherapie

In der Aromatherapie werden aus Pflanzen gewonnene ätherische Öle verwendet, die auf die Psyche und auf den Körper einwirken, nachdem sie zuvor über die Lunge, die Haut oder die Schleimhäute aufgenommen wurden.
Bei der Zellulitebehandlung spielt vor allem die stoffwechselaktivierende, durchblutungsfördernde und drüsenstimulierende Wirkung bestimmter ätherischer Öle, wie z.B. Rosmarin-, Grapefruit- oder Zypressenöl, eine Rolle.
Angewandt wird in erster Linie die Aromawickelmethode, die auch von manchen hochtrabend als Bodywrapping bezeichnet wird. Hierbei werden zunächst die von der Zellulite betroffenen Körperbereiche mit ätherischen Ölen oder Kräuterauszügen massiert und danach in eine spezielle Folie oder in Bandagen eingewickelt, die mit Kräuterauszügen getränkt werden.
Während der Einwirkzeit von ca. dreißig bis sechzig Minuten kann die Wirkung durch zusätzliche Wärme wie Infrarotlicht oder Sauna verstärkt werden. Danach werden zum Teil noch spezielle Algen aufgetragen oder kalte Güsse gegeben. Insgesamt wird eine starke Durchblutung und Ausschwemmung des Gewebes erreicht, wie auch durch eine Stoffwechselaktivierung der Fettabbau angeregt wird. Zudem kommt es auch noch zu einer Straffung der Haut. Vorsicht ist angeraten bei Herz-Kreislauf-Problemen und Venenschwäche.
Es sollten mindestens zehn bis fünfzehn Behandlungen in Anspruch genommen werden oder eine Woche lang jeden Tag neunzig Minuten absolviert werden. Dabei kann man pro Behandlung bis zu einem Zentimeter verlieren.

Die aufgeführten Preisangaben wurden sorgfältig recherchiert und geben den Stand des Frühjahrs 1998 wieder.

Farblichttherapie

Wie die Akupressur und die Akupunktur ist auch die Farblichttherapie eine sehr alte Heilmethode, die bereits von den alten Ägyptern, Chinesen, Indern und Inkas in einfacherer Form angewendet wurde. Z.B. wurde im alten Ägypten der blaue Farbstoff Indigo zur Fiebersenkung gebraucht. In China bestrahlte man Darmkranke mit gelbem Licht, das mit Hilfe von gelben Vorhängen produziert wurde, oder bestrich sie mit gelber Farbe. In der Farblichttherapie macht man sich den Effekt zunutze, daß bestimmte Farben bestimmte Wellenlängen des Lichts repräsentieren und somit unterschiedlich tief in die Haut eindringen. Bei der Zellulitebehandlung ist hauptsächlich das violette Licht interessant, da es bis ins Unterhautbindegewebe vordringt. Dort regt es den Lymphfluß an und aktiviert den Stoffwechsel, wodurch die Entschlackung des Gewebes in Gang gebracht wird. Zu empfehlen sind mindestens zwanzig Behandlungen im Abstand von zwei bis drei Tagen. Dabei dauert eine Behandlung zehn bis dreißig Minuten und kostet etwa 30 bis 50 DM.

Fettabsaugung/ Feintunnelungstechnik

Die sogenannte oberflächennahe Feintunnelungstechnik ist eine spezielle Form des Fettabsaugens. Letzteres wird auch als Liposuktion oder Bodysculpturing bezeichnet. Die Feintunnelungstechnik wurde von einem Düsseldorfer Schönheitschirurgen erfunden. Sie ist eine Weiterentwicklung des bisher üblichen Fettabsaugens und ermöglicht eine viel feinere Modellierung der Körperform und somit eine gezieltere Behandlung von so hartnäckigen Fettpolstern, wie z.B. „Reithosen" oder Fettwülsten am Bauch. Sie hat zudem den Vorteil, daß sie, erstens, Fett bis dicht unter die Hautoberfläche absaugen kann und, zweitens, die Fettzellen vollständig entfernt und nicht nur vom Fett entleert. Das bedeutet, daß auch eine weit fortgeschrittene Zellulite wieder geglättet werden kann. Anschließend kann sich die Oberhaut der vom Fettgewebe befreiten Unterhaut auch bei größeren Eingriffen wesentlich besser anpassen als z.B. beim Lipoplanning. Allerdings muß die Oberhaut dabei noch eine gewisse

Elastizität aufweisen und darf nicht vollkommen erschlafft sein, wie es z.B. bei den sogenannten „Fettschürzen" der Fall ist. Die abgesaugten Fettzellen können sich an den vorher vorhandenen Problemzonen nicht mehr neu bilden und eine eventuelle Gewichtszunahme verteilt sich viel gleichmäßiger als zuvor. Der Eingriff wird unter Vollnarkose vorgenommen. Der Klinikaufenthalt dauert etwa zwei bis fünf Tage und kostet mindestens 4.000 DM.

Laserbehandlung

Bei der Laserbehandlung der Zellulite werden sogenannte Softlaser verwandt, die auch für Kosmetikerinnen zugelassen sind. Dieser Softlaser strahlt ein stark gebündeltes, langwelliges Licht aus, das tief in die Haut eindringen kann. Dort bewirkt es eine starke Durchblutung, eine Neubildung von Blutgefäßen und Kollagenfasern. Insgesamt wird dadurch eine Straffung der ganzen Haut erzielt. Dabei sollte die Zellulite jedoch noch nicht zu weit fortgeschritten sein.
Die Laserbehandlung ist erfahrungsgemäß recht erfolgreich und schmerzfrei. Sie dauert pro Behandlung ca. fünfundvierzig Minuten und sollte mindestens zehn bis fünfzehn Mal angewandt werden. Eine Sitzung kostet etwa 60 bis 80 DM.

Lipoplanning

Bei dieser speziellen Form der Fettabsaugung werden die Fettzellen im Unterhautfettgewebe zunächst mittels Ultraschall zerstört. Die Zellreste sowie das freigewordene Fett werden anschließend abgesaugt. Das restliche Unterhautbindegewebe mit seinen Bindegewebsfasern bleibt erhalten. Daher wird diese Behandlungsmethode, die nur von Ärzten durchgeführt wird, besonders bei starker Zellulite mit gleichzeitig schwachem Bindegewebe bevorzugt. Leider können die obersten Schichten der Unterhaut vom Ultraschall nicht erreicht werden, und das Fettgewebe bleibt dort erhalten. So kann es passieren, daß sich die oberen Schichten der Haut nicht mehr optimal an die durch die Absaugung entstandenen Hohlräume unter ihnen anpassen können. Die beste Voraussetzung beim Lipoplanning ist also eine noch relativ straffe Oberhaut.

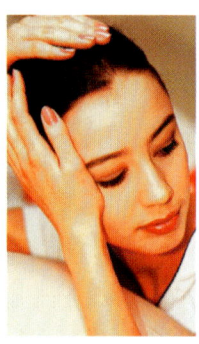

Nach einem Klinikaufenthalt sollte man sich die ersten Wochen sehr schonen.

Die Behandlung wird entweder unter örtlicher Betäubung oder unter Vollnarkose durchgeführt. Dabei werden eine Titansonde für die Ultraschallbehandlung und gleichzeitig eine Kanüle zum Absaugen der Fettzellreste und des Fettes in das Unterhautfettgewebe eingeführt. Da nicht sämtliche Fettzellen entfernt werden, kann es bei falscher Lebensweise später erneut zu Zellulite kommen. Vorsicht ist bei einer Neigung zu Embolien anzuraten, da es bei der Behandlung auch zur Zerstörung von Blutgefäßen kommen kann und dadurch eine Emboliegefahr besteht. Normalerweise muß für die Behandlung mit einem eintägigen Klinikaufenthalt gerechnet werden, bei größeren Eingriffen entsprechend mit mehreren Tagen. Danach müssen bis zu sieben Tage Bandagen und nochmals vier Wochen lang Stützstrümpfe getragen werden. Die Kosten für die Behandlung liegen bei dieser Methode mit am höchsten, nämlich zwischen 7.000 und 10.000 DM.

Lymphdrainage/ Gleitwellenmassage

Zu einer der Hauptursachen der Zellulite gehört die Stauung des Lymphflusses in der Haut. Daher kann eine gezielte Massage, die den Lymphfluß wieder in Gang bringt, sehr wesentlich zur Bekämpfung der Zellulite beitragen, vorausgesetzt, sie wird regelmäßig angewandt. Bei der Lymphdrainage wird das gestaute und aufgequollene Gewebe mit den Händen so zusammengepreßt, daß das überschüssige Wasser quasi herausgepumpt und den Lymphbahnen zugeleitet wird. Durch das Streichen und Massieren wird zusätzlich der Lymphfluß und die Durchblutung beschleunigt. Insgesamt kommt es so zu einer Entwässerung und Entschlackung des massierten Gewebe. Wichtig ist, daß Sie die Lymphdrainage nur von einer geschulten Fachkraft durchführen lassen, die an einer Ausbildung nach Dr. Emil Vodder teilgenommen hat. Nicht angewendet werden darf die Lymphdrainage bei Herzasthma, Entzündungen, Fieber oder Neigung zu Thrombosen. Die Behandlung sollte zunächst über zwei Monate zwei- bis dreimal pro Woche durchgeführt werden. Zur Erhaltung des Effektes reicht danach eine Sitzung im Monat. Dabei dauert eine

Behandlung ca. eine Stunde und kostet 60 DM.

Eine Sonderform der Lymphdrainage stellt die sogenannte Gleitwellenmassage dar. Hierbei werden die Pumpbewegungen durch elektrisch erzeugte Druckwellen bewirkt. Die Zellulitebereiche werden dabei mit Manschetten versehen oder über die Beine wird eine Art Strumpf gezogen, ähnlich wie beim Blutdruckmessen. Die Gleitwellenmassage ist nicht so effektiv wie die manuelle Lymphdrainage, und der Erfolg läßt auch viel eher nach. Zu empfehlen sind mindestens fünfzehn Behandlungen mit einer Sitzung pro Woche, wobei eine Behandlung etwa 40 bis 80 DM kostet.

Reizstromtherapie

Wie Sie zuvor gelesen haben, ist gezielte Bewegung eine der wichtigsten Maßnahmen gegen die Zellulite. Wenn Sie nun aber partout keine Lust zu regelmäßiger Bewegung haben oder Ihnen die Disziplin fehlt, gibt es eine bequeme, wenn auch nicht billige Methode, die Muskeln künstlich zu bewegen, nämlich mit Reizstrom. Die Reizstromtherapie wird normalerweise in einem Kosmetikinstitut durchgeführt.

Sie können sich aber auch für zu Hause ein eigenes Gerät zulegen, wobei auf die Anzahl der Elektroden zu achten ist: Je höher diese Anzahl, desto mehr Körperpartien können Sie gleichzeitig behandeln. Ziel der Reizstromtherapie ist die passive Bewegung der Muskulatur in den Problembereichen. Dazu werden dort, möglichst auf beiden Körperhälften, feuchte Elektroden angelegt, durch die dann Gleichstrom geleitet wird. Hierdurch werden die Muskeln rhythmisch zur Kontraktion und wieder zur Entspannung gebracht. Die Frequenz sollte jeder individuell für sich einstellen, da jeder unterschiedlich empfindlich ist. Optimal ist ein leichtes vibrierendes Gefühl. Schmerzen sind ein Zeichen dafür, daß der Strom zu stark eingestellt ist. Die passive Muskeltätigkeit bewirkt einen erhöhten Energieverbrauch und eine stärkere Durchblutung. Es kommt zu einem verstärkten Muskelaufbau und gleichzeitig zu einem Fettabbau. Wie in den meisten Fällen ist aber auch die Reizstromtherapie nicht als allein seligmachende Methode dazu geeignet, die Zellulite verschwinden zu lassen, sondern es sollte auch auf die gleichzeitige gesunde Lebensweise geachtet werden. Bei richtiger Stromdosierung gibt es keinerlei schädliche Nebenwirkungen, sondern der Reizstrom hat dann sogar noch einen entspannenden Effekt. Allerdings sollte er nicht während der Schwangerschaft, bei Krampfadern, Entzündungen, Wunden oder bei Vorhandensein von Metall im Körper (z.B. Herzschrittmacher, Spirale) angewendet werden. Erste Erfolge der Reizstromtherapie sind etwa nach zehn Behandlungen sichtbar, wobei eine Sitzung fünfundvierzig Minuten dauern sollte. Pro Behandlung ist bei der Kosmetikerin mit Kosten von 80 bis 100 DM zu rechnen. Reizstromgeräte für die Eigenbehandlung gibt es ab ca. 2.000 DM. Der Preis steigt dabei mit der Anzahl der Elektroden.

Saugpumpenmassage

Die Saugpumpenmassage ist auch unter dem weniger angenehmen Begriff „Schröpfen" bekannt. Allerdings fließt bei dieser Methode kein Blut, vielmehr werden hierbei

Glaskolben auf die Zellulitebereiche aufgesetzt und anschließend in diesen Glaskolben ein Vakuum erzeugt, entweder durch vorheriges Erwärmen der Kolben oder durch eine angeschlossene Pumpe. Durch das Vakuum wird die Haut in den Glaskolben hineingezogen und zu einer verstärkten Durchblutung angeregt. Zusätzlich wird der Lymphfluß und der Stoffwechsel aktiviert, so daß Schlacken vermehrt abtransportiert werden und die Haut besser versorgt wird. Nach etwa zehn Behandlungen ist ein Erfolg in Form einer Verringerung des Fettgewebes und einer Straffung der Haut zu sehen. Bei einer Neigung zu Krampfadern sollte die Saugpumpenmassage allerdings nicht angewandt werden. Die Saugpumpenmassage kann von einer Kosmetikerin oder einem Heilpraktiker durchgefüht werden. Jede Sitzung dauert dreißig Minuten und kostet etwa 100 bis 130 DM.

Tiefenwärme

Die Tiefenwärme ist eine schon seit längerer Zeit angewendete Therapie gegen die Zellulite. Sie darf nur von Fachärzten durchgeführt werden. Bei der Tiefenwärme, oder auch Wärme- oder Thermotherapie, werden die Problemzonen mit elastischen Manschetten umwickelt. Die Manschetten geben Infrarotwärme ab und heizen das anliegende Gewebe bis in drei Zentimeter Tiefe auf 42° C auf. Das heißt, es wird eine Art künstliches Fieber erzeugt. Dies bewirkt eine starke Stoffwechselanregung und somit einen erhöhten Energieverbrauch. Die Entschlackung und Ausschwemmung von Wasser wird durch starkes Schwitzen gefördert. Anschließend kommt es zu einer Straffung der gesamten Haut. Die Wärmetherapie ist eine sehr große Belastung für den Kreislauf und sollte deshalb bei Kreislaufbeschwerden, Venenleiden, Stoffwechselstörungen, Nieren- und Schilddrüsenerkrankungen nicht angewendet werden. Einen Erfolg sieht man nach zehn bis fünfzehn Behandlungen, jeweils einmal pro Woche. Dabei kann es durchaus zu einem Umfangverlust von mehreren Zentimetern kommen. Eine Sitzung dauert eine Stunde und kostet ca. 50 bis 60 DM.

Zellulolipolyse

Diese Therapie, erfreut sich in letzter Zeit zunehmender Beliebtheit. Die Risiken sind relativ gering, und es ist mit ihrer Hilfe möglich, bis zu sechs Zentimetern Umfang an den Problembereichen Oberschenkel, Hüften oder Bauch zu verlieren. Allerdings darf die Zellulite dazu nicht zu ausgedehnt sein. Bei der Zellulolipolyse oder auch Elektrolipolyse werden mehrere fünfzehn Zentimeter lange Akupunkturnadeln paarweise in die Zellulitebereiche gestochen. Die Akupunkturnadeln fungieren als Elektroden, die an den Strom angeschlossen werden können. Der Strom wird je nach Empfindlichkeit individuell eingestellt und bewirkt über eine Stoffwechselaktivierung hauptsächlich eine Ausschwemmung von gestautem Wasser und Schlacken. Auch die Haut wird gestrafft. Nicht angwendet werden sollte die Zellulolipolyse bei Frauen mit Bluthochdruck, Stoffwechselstörungen, Metall im Körper (z.B. Spirale), während der Schwangerschaft, bei Entzündungen und Krampfadern. Die Behandlung sollte einmal wöchentlich über einen Zeitraum von mindestens zwei Monaten erfolgen. Eine einstündige Sitzung kostet zwischen 180 und 300 DM.

© 1998 by ECO Verlag GmbH, Köln, Eltville/Rhein
Umschlaggestaltung: Patelli Graphic-Design, Köln
Fotos: Werner Siess, Corel Photo Library
Gesmtherstellung: ECO Verlag
Printed in Germany
ISBN 3-933468-30-2